大脑天性

创造高效心智的人生指南

英超联赛、"超级碗"、奥运国家队顾问　[英]　约翰·沙利文（John Sullivan）　◎著
克里斯·帕克（Chris Parker）

韦思遥◎译

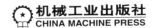

机械工业出版社
CHINA MACHINE PRESS

本书以脑科学和神经科学为基础，介绍了人类大脑运作的基本原理，强调了大脑在人类的活动和生活中方方面面发挥的重要作用，并且提供了提升大脑运作效能的实用建议，帮助读者以大脑为切入点，着手改善自身。本书主体内容包括七个部分，分别涉及大脑在运动、休息、营养、认知、情绪、社交和协作方面的效能，形成了一个紧密联系的体系。

图书在版编目（CIP）数据

大脑天性：创造高效心智的人生指南／（英）约翰·沙利文（John Sullivan），（英）克里斯·帕克（Chris Parker）著；韦思遥译. —北京：机械工业出版社，2021.7

书名原文：THE BRAIN ALWAYS WINS

ISBN 978-7-111-68547-0

Ⅰ.①大… Ⅱ.①约…②克…③韦… Ⅲ.①脑科学–普及读物 Ⅳ.①R338.2-49

中国版本图书馆 CIP 数据核字（2021）第 126210 号

机械工业出版社（北京市百万庄大街 22 号　邮政编码 100037）
策划编辑：廖　岩　责任编辑：廖　岩　李佳贝
责任校对：李　伟　责任印制：李　昂
北京联兴盛业印刷股份有限公司印刷
2021 年 8 月第 1 版第 1 次印刷
145mm×210mm·10.75 印张·3 插页·219 千字
标准书号：ISBN 978-7-111-68547-0
定价：69.00 元

电话服务　　　　　　　网络服务

客服电话：010-88361066　机 工 官 网：www. cmpbook. com
　　　　　010-88379833　机 工 官 博：weibo. com/cmp1952
　　　　　010-68326294　金 书 网：www. golden-book. com
封底无防伪标均为盗版　机工教育服务网：www. cmpedu. com

译者序

《大脑天性》这本书以脑科学和神经科学的研究成果为基础，简要描绘了大脑在人类生活中的重要作用以及对大脑进行管理的重要性。

在本书所介绍的各种知识、经验、技巧、训练手段之上，我认为作者想要传递的最重要的信息就是"重视你的大脑"，而且怎么重视都不为过。无论是你的吃喝玩乐、运动锻炼还是你的日常生活、社交沟通，都与大脑密不可分。大脑既是我们各种行为和情绪的源泉，又反过来被我们的各种行为和情绪影响着。无论如何，想要过得更好、更成功，第一步是要先认识到大脑是这一切的幕后主导，而我们所做的一切也要本着"对大脑负责"的原则。作者苦口婆心反反复复地在文章里不断地强调这个概念，是因为它真的很重要，它是一切改变的基础。

当然，观念的转变并不足以推动变化的产生。除了意识到大脑很重要以外，作者引用了很多研究结果证明了大脑和我们所经历的各种活动之间的相互作用。作者进一步提供了一系列实操建议，帮我们明确了推动变化的路径，让我们能够把知识转化为行动力。

本书的另外一个重要的价值在于作者所提出的 P. R. O. C. E. S. S.

流程。通过这套流程，我们可以把运动、休息、营养、认知、情绪、社交、协作几大核心要素整合成一个整体，并且以大脑作为这个整体的核心和基础。这种对"整体性"、"协同性"和"交互性"的强调，是一种非常有价值的启示，让我们避免孤立地去理解和对待生活中的任何一个要素。对我来说，这种启示的价值更甚于这套流程对实操的指导价值。

作为一个受过多年专业训练的心理学毕业生，虽然书中的很多知识对我来说并不新鲜，但是本书传递的重要洞见以及作者梳理出的主要研究成果和实操建议对我仍有新的启发。希望您也能有所收获。

本书的翻译尽量遵循原文的行文模式和语言风格，如有不妥之处，欢迎批评指正！

韦思遥

2021. 3. 2

本书的赞誉

很荣幸有机会来为大家推荐《大脑天性》这本书。让我来解释一下原因。我在美国海军海豹突击队待过 11 年，分别在东西海岸服过役。在那段时间里，我平均每年有 273 天远离家乡，有数十天处于战备状态，脑震荡和受伤的次数只能用"不计其数"来形容。我的中枢神经系统（Central Nervous System，CNS）失调程度非常严重，以至于我的头发和指甲开始纷纷脱落。我每周的睡眠时间不超过 7 个小时，而且我只能依靠持续摄入处方类止痛药才能勉强行走和自理。不言而喻，我必须得做出改变了，否则生活将无以为继……那时候的我可以说就是在等死。我得出了一个醍醐灌顶的结论：我身体疗愈的程度受制于我的中枢神经系统——我那"压力山大"的中枢神经系统——设定的上限。

为了开启我的治愈之旅，我开始遍访各种书店、浏览各种网页。我阅读了大量的著作，终于意识到在该领域里并没有人提供过实用的、可靠的、可持续的、基于科学研究结果的信息。

恰好在那个时候，我很幸运地找到了约翰·沙利文（John Sullivan）博士。他是我遇到的第一个可以满足我需求的人。通过给我传授知识，通过手把手的指导以及帮我树立坚定的信心，约翰引领着我把这条康复之路走了下去。他不仅仅帮我改善了身体状况、情绪状况和心理状态，事实上，我的身体素质、社交表现、神经表现都有了大幅提升，甚至比我受伤之前、脑震荡之前、遭遇失眠之前的表现还要好。

于是乎，约翰参与合著这本非常有价值的、聚焦于提升生活质量的著作，就显得顺理成章了。《大脑天性》不仅通过一些浅显易懂的细节解释了大脑的运作机制以及大脑如何影响我们的身体，更重要的是，它还为读者提供了一套实用的工具，这套工具能够帮助读者通过个性化的大脑管理流程来实现积极的变化。所以说《大脑天性》对于我们所有人来说都称得上是不可或缺的资源。

这本书中介绍的信息确实救了我的命。不仅如此，它还给我带来了额外的益处——我现在的状态可以说是有生以来最强健、最康健并且是最快乐的。

《大脑天性》不单单是一本书，它还是你对自己的生命、对你所关心的一切的一笔投资。相信我，它将改变你的命运！

谨以此敬上最高的敬意和敬仰

杰夫·尼科尔斯（Jeff Nichols）

CSCS 运动生理学家

美国海军海豹突击队前队员，弗吉尼亚高效能有限责任公司

人类的大脑极其复杂，令人着迷。之所以说它复杂，是因为我们的大脑中有大约 1000 亿个神经元，但它却只有约 3 磅重。之所以说它令人着迷，是因为虽然它是思想的中枢，但是一旦发

生故障，大脑会欺骗我们，使我们对现实产生错误的感知。既然有无数证据证实人类大脑的潜力超乎想象，那么我们怎么才能真正地、最大化地提升大脑的健康水平呢？

优秀的运动员或士兵需要具备以下特征：身体强健、精力集中、情绪稳定。最厉害的是，这些顶尖运动员或士兵能够不断感知周围的环境、选择策略、执行超级复杂的动作，与此同时还能保持冷静和警惕。面对此情此景，在如此巨大的压力之下，有些人能够应对自如并且比别人表现得更好，其背后的原因何在呢？如果我们能够真正理解大脑和身体之间错综复杂的联系，那么我们就会明白，在奥运会决赛中或者在作战环境中，大脑是决定成败的终极关键所在。

既然我们已经了解了大脑健康和大脑功能的重要性，接下来就让我们开始了解大脑的运作机制、了解如何优化大脑功能以及当它出现问题的时候我们应该怎么做。在十几年前，科学家们还不知道如何利用刺激技术来窥探人类大脑的内在机制。尽管目前关于人类大脑仍然存在诸多未解之谜，但是已经通过神经科学、心理学和行为科学获取了足够丰富的信息，这些信息能够帮助我们理解大脑并且优化大脑功能。

在这本书中，沙利文博士和克里斯·帕克（Chris Parker）以通俗易懂的形式将这些信息呈现在大家面前。想要优化大脑，第一步是理解它的构成和运作机制，以及如何训练它。约翰和克里斯先介绍了以上内容，然后又介绍了一些在我们的普遍认知中通常只与身体健康相关的内容（营养、训练、恢复、睡眠），并且介绍了这些内容与大脑的关系。

他们对科学研究进行了辩证的分析，并且运用了很多基于实证的训练方法，由此帮我们节省了大把查阅科学文献的时间。最后，根据近期关于大脑如何学习以及大脑如何储存信息的研究结果，本书采用了一种独特的叙述形式，这种形式有助于我们获取和储存知识。

从运动科学的视角来看，基于多年来与优秀运动员共同努力的经验，关于"未来如何让运动员变得更快、更高、更强"这一课题，其关注的重点恰恰在于如何评估并加强运动员的大脑功能。不过，优化大脑健康的原则并不仅仅适用于运动员，它与每个人息息相关，无论是赛场上的顶尖运动员还是战场上的优秀士兵，无论是董事会中的商业精英还是那些想要充分提升自身心理健康和幸福感的个人，都应该掌握优化大脑的原则。

在《大脑天性》这本著作中，约翰和克里斯把最新研究进展与可实践的策略进行了有机结合，书中关于智慧和人性的信息异常丰富，而且你完全可以把这些信息运用到日常生活中。虽然我们目前仍然没能充分了解人类大脑的边界，但是本书的内容能够帮助我们去探索这种独特的边界，并且不断推动它的扩展。

肖那·哈尔森（Shona Halson）博士
澳大利亚体育学院、澳大利亚体育委员会高级生理学家

我们的大脑主宰我们的一切。它支配着我们作为人类所做的一切。一切！我们的行为和个性，我们的幸福感，我们的关系，

我们的专业知识，这些都是由我们的大脑控制的。所以我们需要保持大脑的健康，我们需要一种方法来帮助我们维持大脑的最佳状态。

这本书提供了这些方法。

《大脑天性》预示着一场关于个人进步和健康的革命。它教给我们一套大脑管理流程，通过这套流程你可以培养你的大脑，让大脑为你自己、为你身边的人呈现出最佳的表现。这本书非常了不起，它真的能够帮到我们，值得我们反复研读。

BBM 竞选活动创始人阿兰·巴纳德（Alan Barnard）

英国前首相托尼·布莱尔（Tony Blair）的竞选活动主管

（英式）足球协会研究和推广活动前负责人

出于种种原因，《大脑天性》这本书令我非常感兴趣。大约十年前，我的祖母被诊断出患有阿尔兹海默症（俗称老年痴呆症），而且她的哥哥已经因该病症去世了。这一经历使我个人进行了大量关于大脑健康和功能的研究。作为一名音乐制作人，我所工作的领域竞争非常激烈，这份工作高度依赖于创造力和专注力，还要求我们拥有能够创作出杰出作品的情感。我偶然发现了这本精雕细琢的著作，它聚焦于大脑，并且提供了很多有助于优化大脑表现的技巧，为此我又惊又喜！约翰·沙利文博士和克里斯·帕克可能会在不久的将来，在我的格莱美获奖感言中收到我的感谢。

德瑞克·米切尔（Deryk Mitchell）

词曲作家、制作人

作为一名体育教练，我有着 40 余年照料大学运动员的经验，关于运动员如何应对伤病和挑战才能提高竞技表现这个问题，我有自己独特的看法。运动员在面对伤害、机会和挫折时，他们作何感受、如何思考、如何行动，说到底都是由大脑决定的。然而，大多数运动保健专业人员很少接受过关于"如何管理大脑健康和大脑表现从而提升竞技水平"的教育，也对诸如"脑震荡等脑损伤恢复"这类专业知识知之甚少。《大脑天性》一书为我们提供了一系列大脑管理流程，从而能够帮助我们每个人在保持健康的同时优化表现。《大脑天性》既提供了有关大脑的必要的科学知识，又针对如何管理大脑以获得最佳表现提出了专业的建议。

蒂莫西·尼尔（Timothy Neal）

TLN 咨询公司 ATC 总裁

《大脑天性》是一本引人入胜、内容翔实的著作，它围绕着我们的大脑所具有的力量和潜力，以简洁的语言和有效的视觉信息展开论述，而且（或许也是更重要的）它提供了简单的工具让我们能将理论付诸实践。

达米安·罗丹（Damian Rodan）

斯托克城足球俱乐部体育科学负责人

体育科学的时代在变化。体育运动的结果体现在身体上，因此，传统的体育科学主要聚焦在生理和身体方面的表现。然而，神经科学和神经心理学在过去几十年间的快速发展正在不断向我们强调大脑功能在运动中的重要作用。毕竟，我们的指令来自于大脑。而要想执行指令，我们需要在做出任何可能的行动之前，先通过大脑对指令进行加工处理，何况运动规划也是大脑功能的结果之一。

在将神经科学领域的知识应用到不同领域的实践——从顶尖运动员到顶尖军人——方面，约翰·沙利文博士一直走在行业最前沿。他致力于用这些专业知识来提升表现。另外，在帮助脑震荡患者进行康复这一领域，他也发挥着重要的作用。

在本书中，约翰和他的合著者克里斯·帕克让我饶有兴致地了解了一些用于评估和提升大脑功能的有效做法。这本书来得很及时，它贡献了很多有助于提升表现和提升幸福感的建议，这些建议会改变我们很多的日常习惯。

乔斯林·法奥伯特（Jocelyn Faubert）教授
蒙特利尔大学心理物理学和神经科学系

《大脑天性》是一本与众不同的著作，它融合了人类学知识和基础的神经科学知识，并且将其与个人经验、趣闻轶事以及临床观察进行了巧妙的结合。约翰和克里斯阐述的观点向一些关于大脑的教条提出了挑战。这本书采用了一种轻松的、聊天式的写作风格，就仿佛约翰和克里斯跟我们一边喝着咖啡一边分享着他们的知识。他们还在书中提出了许多有益的建议，同时提供了很多网络资源便于读者进一步阅读和学习。

如果你想了解大脑的秘密，也想了解如何解开这些秘密从而过上更健康、更充实的生活，请认准《大脑天性》，买它！

乔纳森·皮克（Jonathan Peake）博士
昆士兰科技大学生物医学院运动生理学家和讲师

我经常告诉人们，当我与高水平运动员一起工作时，我的关注点都在运动员的脖子以下。尽管我的关注点集中在生理方面，但是我完全能够意识到大脑在我们的整体健康和整体表现中所扮演的重要角色。关于这个令人眼花缭乱的复杂器官，约翰和克里斯提供了清晰见解，从而帮助我们进一步理解这个上层调节器官如何控制着肩部以下的所有生理系统。读过《大脑天性》这部著作之后，你就会体会到地球上最复杂的这台超级计算机的复杂和精巧，你将会欣赏到它难以言传的美感，更重要的是，你将会学到如何在生活的方方面面更加高效地利用你的大脑去感觉、去思考并付诸行动。

贾森·D. 威斯克微（Jason D. Vescovi）博士
加拿大网球运动生理学家

作为 2XU 的创始人和首席执行官，我所做的一切的基础都是与提升表现有关的新近科学研究。这就是为什么我很乐意向您推荐《大脑天性》这本书。如果你想优化你的表现——任何一种表现！——同时也想改善你的健康状况，那么你一定要读读这本书。它既有教育意义，又能鼓舞人心。而且它能够帮助你提高你的生活质量。

艾丹·克拉克（Aidan Clarke）

2XU（两倍的你，提高人类表现的功能性服装）首席执行官

这本书提供了一系列能够提高健康水平和大脑功能的个性化流程，只需要付出一些合理的努力。这本书或许能为我们每个人都带来巨大的价值。

马克·达里森（Mark Darlison）

爱丁堡纳皮尔大学生活、支持和社会服务学院神经科学教授

前　言

以对话开始

"最棒的想法都是从对话开始的。"——乔纳森·伊夫⊖ (Jon-athan Ive) 爵士

《大脑天性》一书的出版搭建了一座沟通的桥梁，让更多的读者能够参与到关于大脑健康和人类效能的探讨中来。这本书以对话的形式展开，是为了让它更容易被广大读者所接受，因为我们不希望仅将本书的受众限制在专业人士范围内。本书重点强调了大脑和我们的日常生活之间的重要联系，在此基础上进一步简要介绍了通过"P. R. O. C. E. S. S."⊜流程来提升我们对生活的投入程度。我们的目标不是面向科学家撰写一本晦涩难懂的巨著，而是想把一些深埋在特定领域的专业文献中的成果整理出来，让大家触手可及。这些基于坚实可靠的科学研究而形成的科研成果能够让我们受益匪浅，我们基于这些成果而形成的著作也不应该

⊖　乔纳森·伊夫是一位工业设计师，英国爵士。他曾参与设计了 iPod、iMac、iPhone、iPad 等众多苹果产品。乔布斯曾经将他视为"在苹果公司的精神伙伴"。——译者注

⊜　P. R. O. C. E. S. S. = Physical Activity，Rest and Recovery，Optimum Nutrition，Cognitive Training，Emotional Management，Socialization 以及 Synergy 的首字母（上述单词为第二章至第八章这 7 章的标题，即本书的核心要素。）

仅仅供科学家来探讨和争论，而应该致力于为所有人提供解决当前问题的途径，从而进一步改善结果。因此，克里斯和我很荣幸能够借助本书掸去尘封已久的浮土，把大脑的本质、大脑健康的内涵以及相关的科学成果展现在公众面前。

　　我们意识到大家对大脑以及大脑的健康了解甚少，而实际上我们在很大程度上可以通过对大脑的日常训练来实现生活质量以及各种表现的提升。在对大脑的甚少了解和大脑可能带来的巨大潜力之间，存在着一条巨大的鸿沟，而我们撰写本书的目的就是想搭建一座可以跨越这条鸿沟的桥梁。不过，我们首先要重视大脑！本书出版后的哪些反响是我们此前没有预料到的呢？令我们惊讶的是，这本书在很多国家都非常畅销，我们的读者跨越各种不同语言、不同年龄，来自各行各业。亚马逊（Amazon）和Kindle也对《大脑天性》表现出了兴趣，这又为我们带来了很多机会参加网络研讨会，并受邀到各个国家参加会议、进行演讲、提供咨询。虽然人们对《大脑天性》很感兴趣，但是人们通常会忽视和误解大脑在运动中所扮演的角色，而邀请方经常请我们去强调这些被忽视的事实。对于克里斯和我来说，能从读者、观众和同事那里听到这些诉求、收到这样的邀请是令人兴奋的。我们一直致力于用更加直接的方式来探讨体育领域的问题，但对话的力量使我们更热衷于通过会议和研讨会等形式来讨论这个令人兴奋的话题，因为这样的交流更为深入。

　　此外，在过去的几年里，我们清楚地认识到，我们有责任进一步解构大脑的复杂内涵，因为它与脑科学领域中不断涌现出的新进展密切相关。本次再版就是这一责任的产物，而且我们做了以下这些努力来解决再版过程中遇到的挑战：

● 互惠的伙伴关系——要想对大脑进行恰如其分的研究，单枪匹马是完成不了的，这需要团队的力量。

○ 在《大脑天性》第一版中我们强调过，我们之所以没能理解大脑在生活中的作用，原因之一在于我们不仅缺乏关于大脑的基本知识，而且缺少跨领域的合作、缺乏对跨领域研究的尊重；由于这些原因我们没能联起手来共同破解关于大脑的谜题。对此我们能做什么呢？克里斯和我想向你们介绍更多跨学科的研究成果，为读者打开跨领域研究的大门，窥见一些此前鲜有了解的领域。这些领域包括生物医学工程、心理物理学、神经科学、心理学（特别是运动心理学/神经心理学/心理测量学/伦理学）、运动生理学、营养学（"内脏—大脑"轴和神经传导）。如果我们想要揭开关于大脑本质的谜团，我们则需要与不同学科背景的团队一起合作，尊重彼此的学科、尊重不同学科进行探索的过程、尊重不同学科提出的用来提升健康和表现水平的应用建议。

● 应用认知神经科学关于学习的理论——提要、渐进、简约、变化。

○ 提要（PRIME）：每一章的开头都会简要提示本章节中最重要的核心事实和科学研究。

○ 渐进（PACE）：好的对话始于良好的语调和语速，语速与表达的易懂程度密切相关。考虑到我们要讲解的是最复杂的领域，希望能够通过渐进的方式降低给读者带来的压迫感，但是我们仍然要澄清并强调其科学基础。

○ 简约（PARSIMONY）：当初在撰写《大脑天性》第一版时，我们就决定要写得简洁，以简明扼要的方式呈现给读者一些打包的知识。如今再版之际，我们仍然遵循简约原则。阿尔伯特·爱因斯坦曾经说过："理论必须尽可能简单，要简化到不能更简化为止。"我们将在本书中遵循这一原则。

○ 变化（VARIANCE）：对于大脑来说，变化是常规而不是例外。所以关于学习的神经科学也是如此。在每一章中，我们都将运用各种不同的工具来阐明核心观点，教授实践技巧，并且还会给出一些很有影响力的附加阅读材料。

幸得一些重要人物的帮助，我们才能完成这本著作的撰写，我们希望以此来强调大脑——作为生命的一个重要组成部分——的重要性不容小觑。我们秉持一种"大脑至上"的观点，我们认为生活中不存在任何一个大脑完全没有参与的过程。我们真诚地希望，我们能够扩展人们对神奇的大脑在日常生活中所发挥的作用的理解。因为无论你是否喜欢我们提出的观点，大脑实际上确实参与到了每个过程中，而且不管你是否理解其参与的机制和原因，大脑总是最终的赢家！勤奋不能替代知识，如果你能聪明地运用知识，那么知识可以产生更好的流程，这个流程可以保护甚至进一步发掘你的天赋，在某些圈子里这个循环被称为——创新。《大脑天性》是一本关于创新的书，它通过一种"大脑至上"的流程阐释了关于人生的真理。

目　录

引　言

"在关于人类的科学研究中，没有哪项研究比关于人脑的研究更重要。我们对整个宇宙的认知都取决于它。"

——弗朗西斯·克里克（Francis Crick）

互惠的合作关系

此时此刻，你的肩膀上面顶着一个非常神奇的东西，这个东西不光神奇，而且它还完全属于你。

它是什么？

是人类的大脑。

你的大脑。

而且无论你现在或立或坐，这个神奇之物正在通过一种被我们称为"词汇"的东西来产生意义。你的大脑正在做这件事儿。它正在帮你理解这句话，正如它在其他所有事情中所做的一样。

在我们忙着处理日常琐事之时，我们通常很容易忽视一个事实——大脑是一切的中枢，它是我们生命中最重要的一个因素。正是大脑让我们能够实现日常功能，也是大脑控制着我们体内各个相互独立的系统，是大脑在帮我们塑造对自己的理解以及对周边环境的理解。

人脑——我们的大脑、你的大脑——主宰着我们每个人的人生大戏，它在我们生命中迈出的每一步中影响着我们。它帮我们去理解嘈杂的生活，它决定着我们在各种不同情景中的生理表现和/或心理表现。正如美国天体物理学家尼尔·德·格拉斯·泰森（Neil de Grasse Tyson）所强调的，"我们做的每件事，我们的每一个想法，都源于人类的大脑"。

然而，许多人经常——并且是长期以来——选择接纳这样一种说法，即人脑太过复杂和神秘，以至于从本质上讲我们不可能搞懂大脑；于是，倒不如干脆别太在意它，把精力用来理解那些我们能够理解的东西。

这种想法存在严重的缺陷。

我们对大脑的了解与日俱增，而且我们了解大脑的进程非常快。

这一点非常重要。

自古至今，人们一直在研究大脑并试图理解大脑。现如今我们学习的速度比以往任何时候都更快。关于为什么大脑总是赢家以及其获胜的方式，我们现在的了解比以往任何时候都更丰富和深入。我们可以肯定地说，我们对大脑的了解足以指导我们掌握管理好我们与大脑关系的方法。的确，以我们目前对大脑的了解，我们应该把自身和大脑的关系放在最高优先级来考虑。

为此，我们大家都应该感谢为实现这一目标而辛勤工作的学者、应用科学家和研究人员们，正是他们的不懈努力使这份了解成为可能。而我们则致力于将他们的工作成果分享给您，并且我们鼓励您去进行更深入的探索。

我们将在本书中告诉大家：我们的各种表现——在任何领域中的表现，从工作到运动，再到人际关系的管理，甚至是我们与自我的对话，其水平和质量，归根结底都取决于我们的大脑。当然了，保证身体的其他器官健康无恙也很重要。但是，我们之后会讲到，保持其他器官的健康其实恰恰是在为大脑服务，只有这样做才能让大脑得到它所需要的，它才能帮你把这出戏——人生这出戏——演得精彩。

也许你以前从未把自己看作一名表演者（performer）⊖。然而，每一天至少有部分时间我们都会出于别人或自己的要求，从外在和/或内在层面清醒地去执行某项表演任务。

表演者并不一定非得是优秀的运动员，并不一定非得在世界杯的赛场上，也不一定非得在纽伦堡赛场的跑道上，你不是非得以每小时 125 英里的速度冲刺时才能被称为表演者，更不一定非得站在舞台上才算得上表演者。每当你主持商务会谈时、参与商务演讲时抑或向同事分享一项重要的进展时，你都在表演。实际上，每当我们展现职业自我（professional self）时，我们都在以这样或那样的方式表演着。当然，我们还会用一些宝贵的时间来

⊖ performer 一词在英文中有许多含义，直译为演员、表演者，此处为双关含义，既有表演者含义，又有"表现者"的含义。perform 一词原本的含义为表现，它可以广义地包含本书中反复提到的各种"表现"（学术的、体育的、军事的等）。——译者注

3

与这个世界上我们最爱的人相处。无论为人夫/妻、为人父/母，还是作为别人的支持者或灵魂伴侣，**表演都是其不可分割的一部分**。事实上，对我们大多数人来说，**在私人生活中建立的关系及其相关结果要比我们在工作中建立的关系和工作结果更为重要**。

说句实话，我们差一点就要把这本书的书名定为《你的大脑不会失败》（*Your Brain Always Wins*），因为你的大脑对你来说是独一无二的。事实上，你的个性是你自己的大脑功能的结果。而且，尽管我们都了解一些关于大脑的普遍真理，但是一旦到了要提升表现的环节，我们就会发现只有考虑到个性化因素的训练方法才能真的产生效果。正因如此，我们在本书中提供的大脑管理流程旨在为你提供一些必备要素，由此你可以基于自己的个性化需求和个性化情况为自己量身打造一套适合自己的提升计划。

提升大脑的健康水平和表现的益处是很明显的。而且这种益处不光是针对我们个人的，它对我们所处的整个社会都有深远的意义。通过更好的大脑管理，我们可以实现很多改善，比如：（通过减少不健康带来的公共卫生支出、通过提高产出）改变经济情况，（通过将最新的认知科学成果应用到学生的学习和评价体系中）提高教育水平，（以训练、人才选拔为基础，加之休息和恢复的辅助）提升运动成绩，以及（通过定向预防和定向治疗）把医疗保健水平再提升一级。

反之，运用错误的大脑管理方法所带来的代价也将是巨大的，而且代价的形式多种多样。可悲的是，我们经历和见证的此类例子太多了。从战场归来的士兵们会遭受创伤后应激障碍

（post-traumatic stress disorder，缩写为 PTSD）的折磨；由于工作场所的负面压力一些人会感到不愉快，甚至会导致工作表现下降；学生也会由于紧张、自我怀疑或恐惧而使自己的学习成绩受到影响；很多身体和心理疾病一方面会降低生产力，另一方面会让社会为此支付昂贵的代价，由此导致每年数十亿美元的经济损失。

那么，你可能会问，既然大脑不会失败，那我们怎么还会经历这样的痛苦和消极情绪呢？

答案与大脑在决定我们表现的过程中所起到的主导作用有关，而且大脑的首要目标是确保我们能活下去。

我们用"大脑永远是赢家"这句话来提醒自己——大脑才是决定我们的情绪、想法和行为的终极原因。它驱使我们避开或者去处理那些威胁到我们健康的隐患，它让我们去解决这些问题，去适应这些变化。它是怎么做到的呢？大脑通过对我们所呈现的刺激——也就是反馈——做出响应来实现这些功能。如果我们对某种情况的理解有瑕疵，那么我们对它的反应也难免会存在缺陷。举个例子，如果我们经常感觉到一些子虚乌有的威胁，大脑会自动将我们切换到"战或逃"（fight or flight）模式，并且在我们能确认自己的安全之前都不会摆脱这种状态。从这个角度讲，大脑的确是赢家。它基于我们所感知到的需求，控制着我们的感受，也控制着我们在感受到刺激后所做出的行为。

这就是为什么我们需要一个能够良好管理自己与大脑关系的流程，以此来确保大脑的健康和表现。科学告诉我们，如果我们能对大脑进行恰当的管理，我们大概率也会把其他事情做好。

正是我们的大脑将我们人类与地球上的其他生物区别开来。它是我们已知的最神奇的器官。它的计算能力足以让大多数超级计算机相形见绌。它是由 1000 亿个神经元组成的。它只占我们身体总重量的 3%，但它即便在休息的时候也会消耗掉我们 30% 的热量，而且我们每天摄入的氧气有 50% 都是供大脑来消耗的。它可是在没经过我们同意的情况下就这么干了。在我们完全没有意识到的情况下，它给自己猛灌燃料。它是神奇的也是复杂的。不过，尽管如此，以下三项至关重要的事情是我们能够确信的：

1. 人类的大脑——我们的大脑、你的大脑——是世界上最神奇的东西。

2. 如果你想要表现好，想要持续表现优异，你得明白如何充分利用这个世界上最神奇的东西。

3. 我们可以有意识地做一些事情来实现这一目的。我们可以通过一些方法来管理大脑，这些方法既有助于维持大脑健康，又能够让我们持续表现出身体和心理层面的最佳状态。

虽然我们对人脑的了解还有待加深，但是以我们目前对大脑的了解已经足够在深思熟虑的基础上与之建立一种成功的合作关系。加来道雄（Michio Kaku）⊖教授将大脑称为"已知宇宙中最复杂的物体"，但是它也可以成为我们的帮手。

我们想与大脑形成合作关系，在不久之前这一愿望还遥不可

⊖ 加来道雄教授是一名物理学家，同时著有多部科普著作，如《构想未来》《平行宇宙》等。——译者注

及。但是现在我们已经掌握了一些科学证据，证实我们的确有可能管理大脑的健康和表现，并且进一步识别并测评管理结果。我们也知道这一系列做法会产生非常积极的效果。

更妙的是，这套方法不仅能有效针对那些在特定领域内寻求顶尖表现的个体，而且适用于每一个人。这套管理方法在过去只是一个下意识的过程，而现在我们可以有意识地去支配这个过程了。

这本书将教会你如何去做。这就是本书的意义所在。本书的结构是这样的：

构建一些模块，浅尝辄止，在你需要的时候可以随时回顾并找到实用建议。

这本书是针对你和你的大脑设计的——它格外关注大脑运作的机制。

通过用大脑最习以为常的自然方式来与大脑互动，我们能够让学习变得更轻松。因此，我们在每一章节的开头和结尾都著有总结段落。这样会调动你的记忆，让你的大脑能从章节中提取相关的信息。我们还加入了：

- 细节翔实的插图，便于您深入探索。
- 用于强调要点的名言。
- 一大堆可操作的实践活动。

各章节的排列顺序就好比相互独立的积木块。如果你想要从头开始，一章一章地按照常规的线性顺序看完这本书，那么我们提供了一条清晰的路径。不过，如果往前（有时候甚至是往回）跳跃章节阅读本书，那么本书的顺序和章节仍然不会影响你的理解。

接下来，我们要为你介绍一下你的大脑。我们会解释它的结构和功能，更重要的是介绍它在管理我们的方方面面这件事上所起到的重要作用。我们会在本书的主体部分中阐述大脑管理流程的每一个要素，而且我们还会强调把这些要素进行整合的重要性。大脑管理流程可以概括为 P. R. O. C. E. S. S. ⊖，包括：

身体运动	（Physical Activity）
休息和恢复	（Rest and Recovery）
营养优化	（Optimal Nutrition）
认知训练	（Cognitive Training）
情绪管理	（Emotional Management）
社会化	（Socialization）
协作增效	（Synergy）

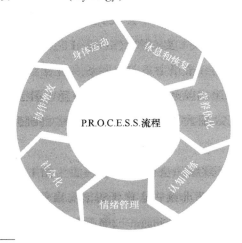

⊖ 大脑管理流程的七个环节的首字母正好形成 P. R. O. C. E. S. S. 一词，该词在英语中有流程、过程之义，也有加工之含义。——译者注

8

　　每一章都分为两部分。在第一部分中，我们会提供重要的基础知识，帮你形成一个涵盖相关学科以及有关影响因素的概览。在第二部分，我们将给出训练方法，提出具体建议，你可以酌情进行选择。

　　健康和效能提升类的项目经常采用"以不变应万变"的模式。但是，我们都知道我们的方方面面都是独特的，我们有着不同的起点、不同的学习方式、不同的行为方式以及不同的终极目标。正因如此，尽管可能存在一些普适性的、有益于我们身心的原则和做法，但是我们仍然需要保留一些必要的自由度来创建属于我们个人的成功之路。这也正是为什么尽管我们有时候会设立一些规范，但是我们仍然会提供各种不同的活动、不同的资料，这样你就可以基于你对自己、对自己的生活方式、对自己的价值观和对自己的目标的理解来进行个性化的选择。

　　我们可以对流程的各个要素进行独立的强化和管理，而且任意一个要素的改善都会实现有益的结果，但是我们还是鼓励你从整体上去理解这个流程并且系统地进行训练。因为这个流程在本质上是相互协同、交互影响的。因此，如果我们能确保流程上的每个环节都有所发展，那么我们就会体验到最佳的效果。

　　诺贝尔奖得主、科学家和教育家圣地亚哥·拉蒙·y·卡哈尔（Santiago Ramon y Cajal）写道："只要意愿足够强，任何人都可以成为自己头脑的雕刻家。"

　　如果你有这样的意愿，那就坚持读完这本书。不管你有什么其他的技能或特长，我们的目标是帮助你成为一名技艺精湛的大脑雕刻家！这趟旅程将既富有启发性又充满乐趣。收获将会十分丰厚，这份收获会体现在你的生活质量上。

第一章　大脑是指挥官

"你的大脑是你身体的指挥中心和控制中心。"

——丹尼尔·亚蒙（Daniel Amen）[⊖]

大脑启动——本章关注重点

以下是一些关键的事实和知识：

- 你的大脑是历经数百万年进化的结果——而且，它还在不断进化中。
- 你的大脑是由 1000 亿内在相互联结的神经元组成的集合，这些神经元共同协作使大脑具备功能。
- 人类大脑的平均重量约为 3 磅。
- 成人的大脑在处于静息状态的情况下，消耗的卡路里平均可达摄入量的30%。
- 婴儿的大脑消耗的卡路里平均可达摄入热量的64%。
- 50%的氧气都为大脑所用。
- 大脑的结构和功能都是非常重要的。

⊖ 丹尼尔·亚蒙是《脑健康》一书的作者。——译者注

- 大脑可以分为两侧和七个区［或者称为"叶"（lobe）］。
- 信息加工的过程是先进行情绪加工然后才进行思想加工。
- 情绪管理对于我们的心理韧性和决策来说都至关重要。
- 大脑功能支配你的生活的方方面面。
- 大脑永远是赢家。

联结是一切的前提

我们的大脑支配着我们所做的一切。大脑就像身体的指挥官一样，它的力量来自于它的网络和相关的联结（connections）。与指挥官的角色类似，当大脑最看重的东西都得到了相应的支持，那么它就会更好地履行自己的职责。我们将在后面的章节中探讨如何为它提供支持。现在请先做好准备，我们要先来认识一下你的大脑。我们将从大脑的解剖结构和进化历程讲起。

人类的大脑已经存在了很长时间。在这么长的时间里，它不单单是存在着，还在持续不断地进化着。历经近 700 万年的时间，人类大脑的容量扩大至最初的 3 倍。在这个过程中，它发展了自己的结构和功能。现如今，我们的大脑有 1000 亿个神经元，其互相联结长达 10 万公里，这个"局域网"内有 1000 万亿个节点。这些数字听上去都很庞大，里面包含着好多的"0"——这些 0 串联在一起所形成的量级，对大多数人来说是超乎想象也无法理解的。

人类大脑进化的原因既有其自身的需求，也有我们祖先在不断变化的环境中所面临的压力。随着发展，他们需要处理的信息越来越多，而且需要将信息储存起来以供学习之用。从这个角度讲，祖先们和我们是一样的。在现代社会，我们也必须具备利用我们的大脑来持续提高生活质量的能力，还要具备根据持续发生在身边的各种变化与时俱进的能力。

所幸的是，我们的大脑天生就具备适应和成长的能力，由此大脑使我们能够与人联结、解决问题、变得坚韧。事实上，物理学家迪米特里·特里乌可夫（Dmitri Krioukov）和他的同事们共同揭示出：人类大脑结构的进化几乎可以说是达到了一种比较理想的程度，它有着近乎完美的网络联结。我们的大脑是非常高效的，它能够调用尽可能少的联结数量来输出尽可能优的解。

下面带大家快速回顾一下，我们的大脑是如何在历史的长河中逐步进化的（见表1-1）。

表1-1　人类大脑的进化

距　　今	特　　征	脑　容　量
400~275万年前	最晚期的人类祖先——南方古猿阿法种（Australopithecus afarensis）。被发现的遗骸被命名为露西	380~450立方厘米
300~160万年前	南方古猿非洲种	380~450立方厘米
130万年前	南方古猿非洲种	500~600立方厘米
180~100万年前	直立人	800~1300立方厘米
20~30万年前	智人	1350立方厘米
10万~4万年前	尼安德特人	1500立方厘米
3.5万年前	克罗马侬人	1600立方厘米

人类大脑的进化

随着时间的推移，人类进化出了现存生物中最大的大脑——我们说的最大不是绝对意义上的大，而是一个从大脑与体型的比例关系角度出发的相对概念。平均而言，人类大脑的容量大约是我们的近亲黑猩猩的四倍。除脑容量之外，大脑组织的一些关键差异也更进一步拉开了人类与黑猩猩的差距。

图 1-1 展示了四种大脑的颅腔模型（endocast），分别是人类、黑猩猩和两种原始人类族群——南方古猿源泉种（Australopithecus sediba）和南方古猿非洲种（Australopithecus africanus）——的大脑解剖结构。这些模型让我们能够直观地对大脑进行比较。南方古猿源泉种生活在 198 万 ~197.7 万年前；南方古猿非洲种生活在约 330 万 ~210 万年前，它是早期猿类中最早被归为人亚族（hominin）的一支。人亚族包括现代人类、已经灭绝的人类族群以及我们的直接祖先。

颅腔模型就是由石膏制成的颅腔内部结构的模型。它能够展现出大脑的大小和形状，在关于大脑发展的研究中经常会用到它。

图 1-1 的上面一组展现的是颅腔模型的俯视图（或称顶视图）。可以看出，相较于南方古猿非洲种，南方古猿源泉种的眼窝前额组织（orbitofrontal organization）跟人类的相似度更高。

下面的一组图片展现的仍然是上述几个颅腔模型，只不过这次是从左侧面的视角来观察。通过这组图我们不难发现，南方古

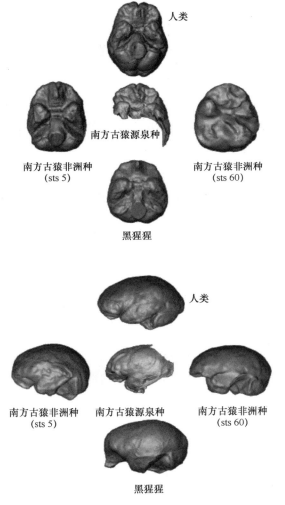

图 1-1　四种大脑的颅腔模型

图片来源：

http：//www. esrf. eu/UsersAndScience/Publications/Highlights/2011/imaging/ima7

猿和黑猩猩的大脑皮层构造有很多相似之处。请注意观察它们的相似点。

随着我们的大脑不断进化，我们对大脑的理解也在不断深入。已知最早的关于大脑的记载可以追溯到公元前 4000 年。自那以后，我们又进一步了解了大量关于大脑的知识，包括它是如何运转的、它在塑造我们的生活方面扮演着怎样的角色等。

关于神经系统的研究在 20 世纪取得了进展，于是神经科学也成了一门公认的学科。关于我们头颅里的这个掌控一切、无所不能的大脑，我们的认识和理解正在不断加深。我们对于大脑的研究如同对其他领域和其他专业的探索一样，正在飞速进步。

鉴于此，我们将向你介绍这位指挥官。

大脑的结构和功能

大脑有两个半球，分为七个部分（或称为叶）。我们马上就会明白，大脑的结构和功能都是至关重要的。

大脑像指挥官一样，是被层层保护起来的。很明显，你的颅骨（或者称为头盖骨）起到了这项保护作用。接下来的一层保护是硬脑膜（dura）。脑膜（meninges）是包裹在我们的大脑和脊髓之外的膜状组织，它一共分为三层，其中第一层就是硬脑膜。

大脑最外层的细胞被称为皮质或大脑皮层（cortex）。我们所有的思维和自主运动都始于大脑皮层。

你的大脑构造是这样的（见图1-2）。

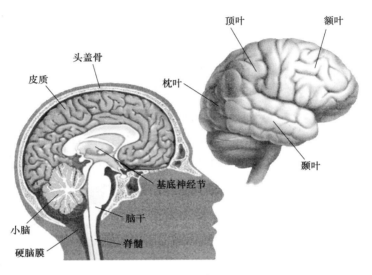

图1-2　大脑构造图

额叶（Frontal Lobe）

它位于大脑的前部、额头的正下方。它负责计划、组织、批判性思维和注意。它还与大脑的其他区域交互合作，共同处理情绪和复杂的决策问题。当我们谈论大脑健康和大脑优化时，额叶是至关重要的一个部分。所以，我们稍后将更深入地探索这个区域。

顶叶（Parietal Lobe）

顶叶位于大脑的顶端、额叶的后面。它分为两部分。右侧顶叶管理视觉空间信息，是它使我们具备了定位能力，让我们找到从一个地方去另一个地方的路线。左侧顶叶则使我们具备使用语言的能力。

这两个部分还与初级感觉皮层（primary sensory cortex）协同，后者负责掌控各类感觉，诸如触觉、压力感等。初级感觉皮层附近的区域控制着精细感觉，它让我们能够判断物体的质地、重量、大小以及形状。

颞叶（Temporal Lobe）

它正好位于耳朵的上方，同样分为两侧。右侧颞叶对我们的视觉记忆至关重要，比如我们能够记住面孔、地点和图片等都要仰仗右侧颞叶。左侧颞叶帮助我们进行文字记忆，使我们能够记住词汇和人名等。颞叶还能让我们识别不同的气味和声音，对新信息进行分类，并且对短时记忆（short-term memory）有辅助作用。

枕叶（Occipital Lobe）

这部分大脑位于头部后侧，主要负责我们的视觉加工系统。

小脑（Cerebellum）

它也位于你的大脑后部，负责掌控平衡和肌肉协调。

脑干（Brainstem）

脑干是脊髓"初次遇见"大脑的地方。它的主要功能包括呼吸、消化、心率、血压和保持警醒状态。

基底神经节（Basal ganglia）

这是位于你大脑中心的一组结构，它负责协调多个大脑区域之间的信息。在形成习惯的过程中，少不了它的参与。

图 1-3 展示了大脑不同区域的主要职责和核心角色：

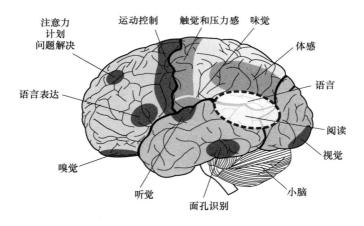

图 1-3　大脑不同区域的主要职责和核心角色

图片来源：http://ipwebdev.com/hermit/brain.html

大脑的三个区域

我们的大脑由以下三个区域构成：

1. 前脑（The forebrain）。

2. 中脑（The midbrain）。

3. 后脑（The hindbrain）。

前脑（The forebrain）

前脑由边缘系统、丘脑、下丘脑、基底神经节和大脑皮层组成。由于我们已经介绍过基底神经节⊖了，接下来先给大家介绍其他几个组成部分，边缘系统我们后面再介绍。

丘脑（thalamus）是位于脑干顶部的一个小结构。它将运动和感觉信息传递到大脑皮层。它还负责调节意识、睡眠和警觉性。

下丘脑（hypothalamus）位于丘脑的正下方。它负责我们体内多种激素的产生，也负责维持我们的生理稳定。

我们的大脑中最晚进化出来的部分是大脑皮层。我们在这个区域进行高级运算。大脑皮层长得像一坨皱巴巴的纸，但它实际上是覆盖在大脑表面的一层薄薄的组织。覆盖在大脑外面的皮层就是大脑皮层，也常常被称为灰质。与灰质相对的是白质，白质由带有绝缘层的神经组成，所以看上去相对比较白，⊜而组成灰质的神经没有绝缘层，所以看上去没那么白，于是就叫作灰质。

大脑皮层遍布隆起和凹陷。隆起的部分被称为"回"（gyri），凹陷的部分则被称为"沟"（sulci）。正因为大脑有了这种迂回曲折的结构才能扩大大脑皮层的面积，从而增加了灰质的

⊖　我们在第五章还会再介绍它。
⊜　所以它才被称为白质。

数量。因此，我们才能够处理更多的信息。

中脑（The midbrain）

中脑位于前脑和后脑之间，它负责在两者之间传递信息。它是大脑三个区域中最小的一个。它由位于前侧的被盖（tegmentum）和位于后侧的顶盖（tectum）组成。中脑与各种运动/动作（特别是眼睛的运动）息息相关，而且它还与听觉和视觉的处理有关。此外它还参与对睡眠、警觉性和体温的调节。

后脑（The hindbrain）

后脑位于大脑的后部，是大脑中最低的部分。它包括延髓、小脑、脑桥和脑干。

延髓（medulla）是脊髓进入颅骨的地方。它负责帮助我们保持直立的姿势，同时负责控制呼吸。它在调节反射方面也很重要。

小脑就在延髓的旁边。我们认为它在诸如注意力和语言等认知功能中扮演了重要的角色。它虽然不负责发起动作，但是它在协调动作的过程中发挥的作用不容小觑。

脑桥（the pons）位于延髓的上方、中脑的下方。它就像一座桥梁连接着诸如小脑和大脑等不同的脑区。它会参与一些非常重要的自动功能（比如控制呼吸），而且一些研究者认为它也与睡眠模式的控制有关。

脑干位于大脑的底部，与脊髓相连。正是脑干这个连接点使得信息在大脑和身体其他部位之间的流通和传递成为可能。脑干是大脑中最古老的部分，由中脑、脑桥和延髓组合而成。

边缘系统

边缘系统（The limbic system）位于颞叶深处，主要负责调节情绪反应的性质和质量。如图 1-4 所示，边缘系统由一系列复杂的结构组成，包括下丘脑、海马体、杏仁核以及周边的一些区域。

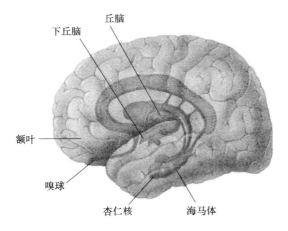

图 1-4　边缘系统的构成

边缘系统接收来自脊髓的信息，然后通过杏仁核（amygdala）处理这些信息。杏仁核是一个胡桃大小的小瘤，它是情绪处理的中继站，也因此，它与我们的幸福感以及决策过程息息相关。它能够敏锐洞察外在环境的变化以及我们内在的变化，并由此告诉我们接下来应该采取什么行动，所以我们说杏仁核具备为我们提供保护的力量。我们的大脑所拥有的能力超乎你想象，用各种超科技（supertechnology）术语来描述它都不为过，但是尽管如此，我们不能忽视一个事实，由于杏仁核的存在，我们的感觉会先于思考。我们仍然是情感动物。

我们的大脑——特别是前额叶皮层——只能在杏仁核处理完信息后，才能发挥作用，让我们做出更高阶的决策。

接下来，你可能会问，我的大脑是如何处理信息的？它是如何搭建联结的？答案就藏在神经系统的基本零部件里——这种基本零部件被称为神经元。

神经元

神经元是一种细胞，它同时使用电信号和化学信号来传输信息。你的大脑里有很多神经元。拉玛钱德朗教授（S. Ramachandran）[⊖]是这样描述神经元的："成人的大脑中约有 1000 亿个神经元，每个神经元又与大脑中的其他神经元有 1000~10000 个联结。基于这一理论，人们经由计算得出大脑内的排列组合数量比宇宙中的基本粒子数量还要多。"

我们又回到了这个地方，又遇到了我们大多数人都无法真正

⊖ 拉玛钱德朗是加州大学圣地亚哥分校心理学院的教授，也是该校神经科学研究生项目的教授；同时，他还兼任加州大学圣地亚哥分校附属的脑与认知中心的主任。

理解的巨大数字。我们又要重新面对联结的重要性了。在上千亿个神经元中，每一个神经元都扮演着信息发送者和信息接收者的角色，它们使大脑能够与整个身体沟通。

神经元长这个样子（见图 1-5）。

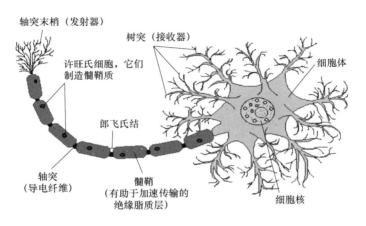

图 1-5　神经元

图片来源：www.enchantedlearning.com

典型的神经元由一个细胞体（也称为胞体，soma）以及树突和轴突组成。树突是从胞体向外延伸的树枝状的薄结构。它们可以延伸数百微米并分成多个分支。这使得树突实际的样子就像一棵枝枝杈杈的树，这也是它得名树突的原因。轴突是另一种细胞体的延伸，它是不分岔的，人体内的轴突可以长达一米，轴突在其他生物体内的长度甚至可以更长。虽然每个胞体只能产生一个轴突，但是这个轴突的末端可以伸展出数百个分支。

神经元使用电化学信号在神经元之间进行信息传递。在神经元之间传递信息要通过突触（synapses），突触是专门负责与其他细胞进行连接的。每个突触都包含一个小间隙，这个间隙将两个神经元分隔开来。

这个系统是这样运转的：树突从其他神经元接收信息，信息通过轴突到达神经元的末端，再到达轴突末梢，进入神经元之间的间隙。然后信息可以从这里再传入下一个神经元。之所以能够进行这样的信息传递还要多亏了我们大脑里的神经递质（neurotransmitter）。

神经递质： 大脑的信使

简单地说，神经递质是负责传递信息的化学物质，信息会在整个中枢神经系统（包括大脑和脊髓）以及我们的周围神经系统（peripheral nervous system，指的是那些从大脑和脊髓出发游走于身体核心部位的神经）中传递。

神经递质传递的信息对我们来说至关重要，从最基础的动作到最复杂的功能都离不开它，这些动作和功能包括：躯体活动、决策制定、任务完成、注意力调控和情绪状态。因此，我们的大脑必须时刻充斥着神经递质，一毫秒都不能间断。哪怕中间的任何一个环节中断了，都会导致轻微抑或严重的大脑紊乱和神经系统紊乱，出现抑郁、焦虑、自闭症、注意力不集中、精神分裂症、阿尔兹海默症以及癫痫等症状。

神经元在突触前的神经末端释放出神经递质。然后神经递质脱离突触到达下一个神经元的特定部位——这个部位被称为受体（receptor）。

神经递质分为两种：兴奋性和抑制性。兴奋性神经递质会刺激大脑，而抑制性神经递质可以让大脑平静下来。在兴奋性神经递质起作用的时候，抑制性神经递质也会参与，以此来平衡我们的情绪。

抑制性神经递质包括以下几类。

5-羟色胺（Serotonin）

除了负责平衡各种过度兴奋的神经递质，5-羟色胺还参与调节许多其他的过程，比如：对碳水化合物的渴求、我们的睡眠周期、疼痛控制和消化过程。5-羟色胺的生成会因持续使用兴奋类药物而枯竭。5-羟色胺水平低与免疫系统的功能下降存在关联性。

γ氨基丁酸（GABA）

它被人们称为"自然界的类安定物质"。每当兴奋性神经递质在大脑中传递得过于频繁时，GABA就会被释放出来平衡这种过度兴奋。

兴奋性神经递质包括以下几类。

多巴胺（Dopamine）

人们认为多巴胺既是兴奋性的也是抑制性的。多巴胺使我们能够集中精力，也负责让我们有动力或欲望去把事情做好。诸如

用于治疗注意缺陷障碍（ADD）/注意力缺陷多动障碍（ADHD）
的药物以及咖啡因等兴奋剂会使多巴胺注入突触，从而提高注意
力。不幸的是，如果持续刺激多巴胺分泌，久而久之会导致其
耗尽。

去甲肾上腺素（Norepinephrine）

它负责体内的刺激过程。因此，去甲肾上腺素水平低与低能
量、注意力不集中、睡眠周期问题密不可分。去甲肾上腺素也有
助于产生肾上腺素。

肾上腺素（Epinephrine）

肾上腺素负责调节我们的心率和血压。肾上腺素分泌过多会
引起焦虑感；长期的压力或失眠会导致肾上腺素水平下降。

我们能够对神经递质及其在大脑功能方面的重要作用有如此
全面的了解，还要归功于很多科学家，包括：亨利·戴尔（Henry Dale），奥托·勒维（Otto Loewi），威廉·费尔德伯格（Wilhelm Feldberg）和沃尔特·坎农（Walter Cannon），正是他们的
共同努力解开了大脑的很多艰深之谜。

下面的图1-6重点展现了一些我们介绍过的神经递质与我们
的表现之间的关联：

科学家们还发现，一些特定的神经元不仅会在某个人或动物
执行某个动作的时候产生神经电反应，而且在这个人或动物看到
别人或其他动物执行动作的时候也会放电。这样的神经元被称为

镜像神经元。

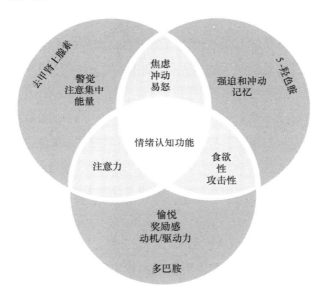

图 1-6　神经递质与表现的关联

镜像神经元

　　我们认为，镜像神经元存在于人类大脑的不同部位，包括位于额叶的前运动皮层和运动区，以及位于顶叶的体感皮层。镜像神经元可能在理解他人的行为方面起到重要作用，也是镜像神经元使我们具备通过模仿获得新技能的能力。它们可能还在我们与他人建立情感联结方面扮演着重要角色。研究表明，那些当我们自己做出面部表情时会被激活的脑区，在我们看到别人做出同样的表情时也会被激活。一些人基于上述发现认为，镜像神经元是我们对他人产生同理心的神经基础。

考虑到人类大脑有着难以置信的复杂性和如此强大的能力，我们花了上千年的时间才达到目前对它的理解水平也就不足为奇了。不过我们是如何了解大脑的结构以及与之相关的功能的呢？又是如何研究神经元以及信息被分享和加工的方式的呢？

答案当然不是靠运气了。我们应该感谢工程师和神经物理学家们，因为我们现在掌握了各种技术，使我们能够看到和研究我们以前完全无法看到的东西。下面是对其中一些技术的简要介绍，这些技术是我们用来洞察大脑内部构造和活动的主要方式。

电脑轴位断层扫描（CAT/CT）

这是 20 世纪 70 年代发展起来的技术，它将许多二维的 X 射线图像合在一起，生成多层的或三维图像。CAT 扫描可以用来检测大脑损伤，也可以通过测量血液流动来研究大脑活动时产生的变化。这项技术的缺点是它会给受试者带来高剂量的辐射。

脑电图（electro-encephalography，EGG）

这项技术可以让我们观察到大脑表面的电脉冲，并观察电脉冲随时间产生的变化。这很重要，因为我们经历的各种不同状态，比如平静状态或专注状态，清醒状态或沉睡状态，都有其特定的电模式。这项技术让我们能够观察到这些状态及其相关的大脑活动。随着技术的发展，所需的硬件设备越来越小，所以我们现在可以在测量脑活动的时候把设备穿戴在身上。作为一种测量技术，它的主要缺点是它只能提供大脑表面的数据；它既不能展示结构，也不能在完整的脑活动中展示大脑的解剖学构造。

皮质电图（ECoG）或颅内皮质电图（iEEG）

这项技术需要将电极直接放置在大脑的暴露面上，从而记录大脑皮层的电活动。由于非侵入性的脑电图技术只能隔着颅骨来收集电信号，信号会有所衰减；相较而言，皮质电图技术能够提升信号的准确性。然而，该技术显而易见的短板是：在多数情况下，其适用性都很局限。

脑磁场图检测（magneto-encephalography，MEG）

MEG 是指在病人头顶上放置浸在液氦中的线圈，以此来测量大脑放射出的非常微弱的磁场。这种测量方法可以测出高分辨率的神经细胞活动，而且是精确到毫秒级的。但这种检测的价格很贵，而且很难获得这种设备。

核磁共振成像和功能性核磁共振成像（MRI 和 fMRI）

核磁共振扫描仪使用强磁场和无线电波来形成身体的图像。fMRI 提供了更多的细节来展示大脑不同区域的血流变化。这种检查手段颇受欢迎，因为它不需要受试者接受手术或辐射。

正电子发射断层扫描（Positron Emission Tomography，PET）

PET 扫描通过注射少量放射性葡萄糖可以让我们看到血液在

大脑中的流动。由于脑细胞使用葡萄糖作为燃料，那么越活跃的细胞消耗的放射性葡萄糖就越多，因此活跃的细胞会凸显出来。这种技术能够用来研究大脑深处的横切面，这是早期的测量技术无法企及的。

单光子发射计算机断层扫描（Single Photon Emission Computed Tomography，SPECT）

像 PET 成像一样，SPECT 扫描也要注入放射性葡萄糖；它能够提供三维信息，并呈现为横切面切片图像。一般来说，SPECT 注射的葡萄糖的放射性持续时间更长，这就给成像团队提供了更多的机会去进行周期更长的测试。

弥散张量成像（Diffusion Tensor Imaging，DTI）

DTI 是 MRI 的一种变体，使用无线电频率来跟踪大脑内的水分运动，从而可以形成轴突的清晰图像，还可以展示神经纤维的复杂网络。

正是这些先进的技术使我们能够形成目前对人类大脑的理解。而且这些协作研究还在不断推进中，在这条研究的道路上我们才刚刚起步。

下面会介绍一些研究案例：

1）一些采用 PET 和 MRI 脑扫描技术的研究揭示：在我们的一生中，会不断产生新的神经细胞和神经通路。这种能力——大脑通过形成新的神经连接来不断重构自我的能力——被称为神经可塑性（neuroplasticity）。人们曾经认为人类的大脑不能产生新的神经细胞也无法创造新的神经通路。能够澄清这一错误认知是一项重大的突破。

神经可塑性来源于对各种刺激的反应。例如，突触通常不会同时产生神经电反应，但是当我们练习某项新技能时，突触会因新的练习而同时放电，由此大脑中会形成新的神经连接，新的神经连接使我们能够发展所需的能力。神经可塑性还可以帮助我们应对严重的伤害或疾病。

或许最令人难以置信的例子是美国议员加布里埃尔（加比）·吉福兹（Gabrielle 'Gabby' Giffords）的故事。2011 年 1 月 8 日，她在亚利桑那州图森的一家超市停车场与人会面时被开枪射中。

加比的后脑勺被一颗 9 毫米的子弹近距离击中。子弹击穿她的大脑，从她的前额飞了出去。受了这种伤的人很少能够存活，然而加比奇迹般地活了下来。可是，由于子弹穿透了她的左脑半球，严重损害了她的语言能力和表达能力。加比的医疗团队想要充分利用大脑固有的神经可塑性来帮助她恢复，他们鼓励加比唱歌，而不要勉强自己去说话。由于大脑的右半球更多地参与音乐过程（相对于对语言过程的参与程度而言），这种训练会调动到不同的神经网络，日积月累，使她能够恢复许多以前的能力。

加比的故事是一个有力的证据，它告诉我们大脑可以通过在完好的神经元之间建构新的联系来补偿创伤所造成的损害。同样，这个案例也提醒我们，大脑拥有惊人的成长潜力、自我保护能力以及韧性。

随着我们对神经可塑性的理解不断加深，我们对如何提高生活质量的理解也越来越深入。

2）科罗拉多安舒茨医学院的神经科学家和生物工程师共同发明了一种微型光纤显微镜，由于这种微型设备能够在脑内自由移动，而且对各种不同刺激的反应都很灵敏，所以通过这种设备可以对大脑内部的深层构造进行探究。像杏仁核这种位于大脑深处的结构，原本无法通过普通显微镜来观察，然而在这项技术的帮助下，对杏仁核这样的大脑结构的观察在不久的将来就将成为现实。更厉害的是，这项技术还能输出高分辨率的3D图像！

3）马克斯·普朗克生物控制论研究所（德国）、阿姆斯特丹自由大学（荷兰）和马克斯·普朗克佛罗里达神经科学研究所（美国）的研究人员已经成功地构建了一个3D模型，它以一种突破性的视角揭示了感觉皮层内以及感觉皮层上的神经元是如何相互联系的。

英国计算机科学家查尔斯·安东尼·理查德·霍尔爵士（Sir Charles Antony Richard Hoare，我们通常叫他托尼）强调了协作的必要性："一个能揭示思维/大脑问题的计算机程序必须要整合生物学家、神经科学家、心理学家、生理学家、语言学家、社会科学家甚至哲学家们最深邃的见解。"

不过，现在我们跳出对合作和交流的强调，接着谈下面的问题。

大脑和预测

神经科学家们越来越倾向于将大脑视为一个先进的预测机器。研究表明，大脑并不只是被动地从我们的感官接收信息并对信息进行分类；相反，它一直在利用这些信息预测接下来会发生什么，以及采取什么行动和反应最有可能取得成功。

通过一种被称为"预测编码"（predictive coding）的过程，我们的大脑基于经验做出适应性的反应，随着我们的预期被不断满足，大脑会做出越来越精准的预测。更重要的是，当遇到不符合预期的情况时，大脑也能通过适应性反应形成更精确的预测。错误会导致新的预测、新的学习以及我们大脑的根本性变化。英国精神病学家和控制论学家 W. 罗斯·阿什比（W. Ross Ashby）在 50 多年前就已经说过："大脑的全部功能可以简要概括为四个字：错误修正。"看来他说得没错。我们的大脑一直在不停运转，它努力从我们所经历的结果中寻找原因，进而将我们日常生活中可能遇到的意外或不可预测性降到最低。

此外，关于大脑功能，杰拉尔德·埃德尔曼（Gerald Edelman）建立了一套被称为"神经达尔文主义"（Neural Darwinism）的庞大理论；他也因这套理论而被授予了诺贝尔医学/生理学奖。从本质上讲，我们的大脑可以基于经验和反馈建立复杂的适应系统（解剖学意义上的系统，也是结构意义上的系统），以此来实现适应和生存，这一能力又被称为"人类韧性"。神经系统已经经历了数十万年的成长/进化，在进化的道路上，大量的研习和发展赋予我们无数的天赋和能力来为自己的生活指引方向。

这个过程不仅仅受感官输入的影响。我们的感知[⊖]不可避免地会受到信念、偏见和过去经验的引导和影响。只有当这些信念、偏见、经验受到挑战时，当预测失灵时，这些被感知到的信息才会由更高层次的神经系统进行加工，而我们的期望也会得到调整。

无论是个人、团体还是整个社会想要取得成功，都少不了这种准确预测并根据需要进行调整的能力。这种能力恰好是又一个有力的证据，证明我们的"指挥官"是多么的绝妙。

说到这里，让我们用一个有趣的方式来结束本章吧。让我们设想一下，当我们想要绞尽脑汁寻找恰当的词汇来描述大脑那些令人难以置信的能力时，我们会遇到哪些挑战。

聊聊大脑

我们的大脑——你的大脑——可远不仅仅是智力和理性思考的源泉。当然，正因如此，人类的本质远远超越了智力上的能力。我们是物理的、情感的、直觉的、复杂的。正如作家约翰·格林（John Green）所指出的："大多数人都把自己视为有文学特质的个人或者有数学特质的个体。但事实是，那个被称为'人

⊖ 第五章将会对感知展开进一步的探讨。

类大脑'的大规模处理器既不是文学器官，也不是数学器官。大脑既是文学的，也是数学的，甚至还有更多侧面。"

也许，这正是我们发现自己总是忍不住要将大脑与我们创造的高效能实体进行对比，以此来诠释我们对大脑的理解的原因。⊖也正是出于这种原因，我们很喜欢将人脑和超级电脑进行比较。或者——在约翰的著作中——将人脑和高性能汽车进行比较。毫无疑问，约翰是个汽车发烧友。如果你听到有人总爱用高性能汽车来比拟人脑，并在两者之间进行一些相关性比较，你很容易就能猜到这个人肯定是个神经学家而且还是个汽车狂人，对吧？

约翰在我们最初的一次谈话中对我说："克里斯，你什么时候要是有几分钟空闲时间，一定要好好看看轩尼诗毒液 GT 或柯尼塞格刀锋 R。⊖你能在它们身上找到我们关于极速飞车所能想象的一切。它们有着完美的流线造型和低调的外表。即便它们停在原地不动，也处处透着速度超群的气质！从某些方面讲，一辆具备超速度的超级跑车是我们大脑的一个绝佳比照，因为脑神经冲动以 268 英里的时速在大脑中穿梭，每秒钟我们的大脑中都会发生十几万次化学反应。"

⊖ 当然了，我们创造这些高效能实体时，运用的恰恰是我们想要去解释和理解的这个大脑。

⊖ 轩尼诗毒液 GT（Hennessey Venom GT）是美国著名的改装厂轩尼诗（Hennessey）在 2011 年推出的一款超级跑车。柯尼塞格刀锋 R（Koenigsegg Agera R）是瑞典著名跑车制造商柯尼塞格车厂于 2011 年推出的新款跑车。——译者注

"比超级跑车更令人折服的是，我们的大脑成功维持它的能量、平衡及其高水准的能力。一辆超级跑车之所以出类拔萃，其核心在于它的燃料、油、设置——也就是其平衡与悬挂的核心。不过，大脑所需要的远没有那么多，但大脑所需都必须得到持续的供应。实际上，大脑既可以从糕点中获取能量，也能从全谷物食物中获取能量。我们都知道，并非所有的卡路里都具有同等的价值，但是事实是，大脑能在次优状态下产生能量。这很了不起，对吧?"

克里斯："是的，约翰。但我有一个问题。"

约翰："什么问题?"

克里斯："柯尼塞格怎么拼写……?"

事实是，一旦我们在描述和解释人类大脑时偏离了科学语言，我们就要面临制造误解和误会的风险。我们频繁地用"超跑"一类的词汇去替代"柯尼塞格"，只因为前者更简单，然后同样因为这种简单的特点，这种替代用法成了一种常用说法，进而这种替代会频繁带来误解，这种误解对我们的思维和行为都有负面影响。

最近，在一次运动效能大会上，约翰经历了一段（对他来讲可以说是）习以为常的对话。当他的同事跟他谈论肌肉记忆时，约翰解释说："我们总爱用肌肉记忆这个词来描述自主动作和协调性的习得，但是这个用语是错误的。因为肌肉是没有记忆的。肌肉完全是由大脑控制的，更确切地说是受小脑控制。所以当我们说到入门运动员的肌肉协调性时，我们应该用'不成熟的运动模式'（immature motor patterns）这一术语。当我们谈及那些掌握高级技巧的运动员时，我们应该用'成熟的运动模式和协调性'这一术语。"

"这些描述性的术语听上去并不像肌肉记忆那么有吸引力，但请注意两者之间的区别。肌肉记忆这种表述方式会产生错误的引导，让你以为：你只要一遍一遍地重复某些动作，日积月累就能形成相应的技巧。但是这种信念完全不正确。动作需要被重复，但不是无止境的重复。对于大脑而言，越多并不意味着越好——越好才是越好。大脑喜欢效率。如果训练过度，大脑不仅会变得迟钝，而且会变得更弱。这个规律也同样适用于其他亚系统，比如心血管系统和神经肌肉系统。"

"这种术语的差异不容忽视，因为一个术语夸大了一种魔术般的过程，而另一个术语则强调一种缜密的大脑训练过程以及学习过程。这个例子再次提供了一个有力的证据，让我们认清自己是如何让自己与大脑真正在意的事实渐行渐远的。我们必须尽可能避免使用并远离以下几类术语，包括：那些忽视大脑重要性的术语、那些限制大脑重要性的术语、那些打消我们对大脑的好奇心的术语。深入大脑，我们将找到解决方案；无视大脑，我们的双眼会被神奇的魔法蒙蔽。"

我们写这本书的目的是要带大家深入大脑，我们想针对那些大家都会面临的问题提供解决方案，从而帮助大家保持或者提升健康和表现。

我们之前说过，每一章都会结束于一个与"本章关注重点"

相呼应的小结。本章小结之后，我们将会进入"身体运动"章节，也就是大脑管理流程 P. R. O. C. E. S. S. 中的"P"环节。

小结

以下是一些关键的事实和知识：

• 你的大脑是历经数百万年进化的结果——而且，它还在不断进化中。

• 你的大脑是由数十亿内在相互联结的神经元组成的集合，这些神经元共同协作使大脑具备功能。

• 人类大脑的平均重量约为 3 磅。

• 成人的大脑在处于静息状态的情况下，消耗的卡路里平均可达摄入量的 30%。

• 婴儿的大脑消耗的卡路里平均可达摄入热量的 64%。

• 50% 的氧气都为大脑所用。

• 大脑的结构和功能都是非常重要的。

• 大脑可以分为两侧和七个区（或者称为"叶"lobes）

• 信息加工的过程是先进行情绪加工然后才进行思想加工。

• 情绪管理对于我们的心理韧性和决策来说都至关重要。

• 大脑功能支配你的生活的方方面面。

• 大脑永远是赢家。

是什么造就了我们？ ——是我们的大脑。 关于这一主题还有很多探讨， 想要了解更多， 推荐阅读以下文献：

Edelman, G. M. (1987). Neural Darwinism: The theory of neuronal group selection. New York: Basic Books.

Edelman, G. M. , & Changeux, J. P. (Eds.) (2000). The Brain. Routledge.

Hofman, M. (2015). Evolution of the human brain: From matter to mind. In Handbook of Intelligence: Evolutionary Theory, Historical Perspective, and Current Concepts (pp. 65-82). New York: Springer. doi: 10. 1007/978-1-4939-1562-0_5

Jabr, F. (2015). How humans evolved supersize brains. Quanta Magazine Nov.

González-Forero M, Faulwasser T, Lehmann L (2017) A model for brain life history evolution. PLoS Comput Biol 13 (3): e1005380.

McElreath, R. (2018). Sizing up human brain evolution. Nature 557, 496-497

Neubauer, S. (2014). Neuroscience and human brain evolution. In Human Paleoneurology (Vol. 3, 2193-9349, pp. 11-37). Springer International Publishing. doi: 10. 1007/978-3-319-08500-5_2

Neubauer, S. , Hublin, J. J. , & Gunz, P. (2018). The evolution of modern human brain shape. Science advances, 4 (1), eaao5961.

Rosales-Reynoso, M. A. , Juárez-Vázquez, C. I. , & Barros-Núñez, P. (2018). Evolution and genomics of the human brain. Neurología (*English Edition*), 33 (4), 254-265.

Schachner, E. (2013). How has the human brain evolved over the years? Scientific American Mind, 24 (3), 76-76. doi: 10. 1038/scientificamerican-mind0713-76b

Wood, B. & Westway, M. (2018). The origin of 'us': what we know so far about where we humans come from. The Conversation. https: //theconversation. com/the-origin-of-us-what-we-know-so-far-about-where-we-humans-come-from-54385.

第二章　为运动而生

"那些没时间锻炼的人们，终将把时间留给疾病。"

——爱德华·史密斯-斯坦利（Edward Smith-Stanley）⊖

大脑启动——本章关注重点

以下是一些关键的事实和知识：

- 我们的大脑是为了运动而构建的——我们每天要走 5 ~ 12 英里！⊜

- 身体运动有助于在中枢神经系统中创建新的联结，同时能够维系和修复已经形成的联结。

- 想要提升你的情绪管理和思维技巧吗？动起来！

- 每周两次有氧运动能够让罹患痴呆的概率减半，同时将患阿尔茨海默症的风险降低 60%。

- 提高你的有氧代谢能力（aerobic capacity）可以提高你应对压力的能力——进而提升你的韧性。

⊖ 英国保守党领袖和英国首相（1799 年 3 月 29 日—1869 年 10 月 23 日）。——译者注

⊜ 1 英里约等于 1.6 公里。——译者注

• 身体运动能使大脑获得血液，也能使大脑获得氧气和葡萄糖等能量，刺激康复和愈合。

• 健身能刺激蛋白质的产生，这会使神经元不断形成联结。

• 身体运动能提高记忆相关的能力——提升记忆、回想、决策能力以及整体处理速度。

• 想要保持所谓的"心理韧性"，有规律的身体运动是关键要素之一。

为运动而生

我们特意把本章节的主题选定为"身体运动"（Physical Activity）而不是"体育锻炼"（Physical Exercise），是为了区分这两个不同的概念，同时也想借此强调我们更希望突出前者的重要性。

你的大脑需要运动，任何能够加快血液流动的身体活动都有助于大脑的成长和修复，因为血液流动的加快会给大脑带来更多的氧分和葡萄糖。身体运动这一概念包括（但不限于）所有类型的正规锻炼和体育运动。

与久坐人群不同，有些人——由于工作性质使然或者由于日常绕不开各种体力活动——并不需要做很多额外的体育锻炼。简单地说，你日常所做的运动越多，那么你需要进行的正规锻炼就越少。

尽管世界上有许多人都陷入了久坐的生活方式，但是从进化的角度来看，久坐仍然属于一种非常规的行为。有我们那些以狩猎采集为生的祖先为证，我们是"为运动而生"的。让我们每天能走 9～15 公里的能力左右着我们成长和繁衍的能力。

在现代社会中，对远距离行走的要求已不复存在。现在，我们关于狩猎和采集的本能表现在其他方面，对我们相应的能力要求也有所变化。但是，我们的大脑仍然需要我们保持身体运动。我们可以通过选择运动类型来适应大脑的这一要求，比如最能与日常状态形成互补的锻炼或运动。鉴于此，随着本章的深入，我们将交替使用"运动"和"锻炼"这两个词，它们在本章的后半部分具有相似的意义。

所以本章要传递的重要信息就是：无论什么形式的运动——无论是不是通过正规的锻炼来进行运动——对我们的健康都是至关重要的。这个信息我们可能已经听过太多次了。尽管如此，事实还是胜于雄辩，即使我们都知道缺少相关的身体运动会增加以下诸多风险，但是我们很多人都仍然很容易忽视身体运动的重要性。

- 加速老化。
- 冠心病。
- 高血压。
- 中风。
- 代谢综合征（包括肥胖和不正常的血液胆固醇水平）。
- 糖尿病。
- 乳腺癌和结肠癌。

- 与心理健康相关的各种障碍（包括抑郁和焦虑）。

我们可能也听说过，缺乏运动已经成为公共卫生领域的一个重要问题。事实上，在世界人口中缺乏运动的人所占的比例相当大，许多研究表明，这个问题已经堪称全球性的流行问题。

毫无疑问，关于锻炼和运动的各种宣传都聚焦在对心脏和身体的益处上，关注的是做运动在降低患病风险方面的作用。这些说法都没毛病，但是却没有哪条宣传信息明确地指出身体运动在维持大脑健康和优化大脑功能方面所起到的至关重要的作用。

在这一章中，我们将告诉你为什么说运动的作用绝不仅仅是调理肌肉或缩小腰围，运动更重要的价值在于确保并满足大脑的需求。

活动和锻炼既是大脑的疗愈师也是大脑的燃料，它们有助于提升我们的信息处理速度，强化记忆，优化情绪管理，并且对那些与所谓的"心理韧性"有关的特质有益。

当我们不锻炼时，我们就不能给大脑足够的刺激，而这些刺激又是大脑维持和延展我们人生故事所必需的要素。来看一下这个数字——定期的身体运动可以降低患阿尔茨海默症和血管性痴呆症的风险，最高可将患病风险降低60%！

事实上，前面列出的各项健康问题都是大脑功能降低的一种表现，而不仅仅是由于某个特定的亚系统虚弱而造成的问题。随着年龄的增长，我们的运动量下降，肌肉随之减少而身体脂肪也随之增加，这一变化似乎还会影响我们的认知。体重和记忆力下降之间的关系或许可以归因于不同类型的红细胞和白细胞（它们都受身体运动的影响），不过我们还需要进行进一步的研究来探究是不是肌肉重量低且体脂重量高的个体更容易发生脑健康问题，由此更进一步去探索体育锻炼和免疫系统的作用。

如果我们承认大脑决定了我们生而为人的本质——它是决定着我们独一无二特性的源泉，那么由此可以得出的结论就是，如果不进行恰当的体育运动就等于在破坏这种独特性。作为人类，整合记忆的能力是我们的立足之本，然而记忆不是一成不变的，记忆是在刺激之中不断发展的。

我们之所以能够日复一日地维持生机并有所收获，当然与我们的恢复周期有关，但是这还在很大程度上取决于刺激的数量和质量。缺乏身体运动会导致对大脑的刺激不足，这必然会带来消极的连锁反应：不动则败。如果没有锻炼为大脑带来的刺激，大脑的生长会减慢——在某些情况下甚至会完全停止。

大量证据表明，锻炼能提升幸福感并提升业绩表现。例如，有一项分析通过对1200多名参与者进行20余年的追踪发现：那些在中年时期不注重健身的参与者在60多岁的时候表现出大脑加速老化的迹象。一项新近的研究表明，在40多岁时身体健康的人在20年后大脑容量能够维持在相对更高的水平，而且在决策测试中也表现较好。

身体运动对大脑内有助于维持健康和成长的各种影响因素也有激发作用。其中一种影响因素被称为BDNF，即脑源性神经营养因子，它能够启动一系列连锁反应以实现神经可塑性或神经生长。这一系列连锁反应的积极影响还包括：

- 加速神经保护性化合物的形成。
- 改善血液流向，使更多血液流向大脑。
- 加速神经元的生长并延长神经元的寿命。
- 增加大脑内生长细胞的数量。

从某种意义上讲，锻炼对于大脑的作用类似于多功能药物。它既为大脑的成长提供燃料，又能促进疗愈和恢复。

现代医学之父希波克拉底（Hippocrates）说过："如果我们能够给每个人提供最适当的营养，配以最恰当的锻炼，不多不少，我们就能找到通向健康的最安全路径。"他说得不错，因为锻炼对我们的大脑益处多多。

锻炼对于我们的记忆力以及信息加工方面的能力的影响也是非常显著的。

运动和学习

运动对提升记忆力和信息加工速度的影响分为三个层面：它有助于提升我们的警觉度、注意力和积极性。所谓"大脑的加工速度"指的是我们获取信息，做出决策，然后形成答案或反应的速度。锻炼可以让神经细胞充分准备，并且促进它们相互联结，这既是记忆的基础也是管理新信息的基础。

我们都知道人体功能会随年龄增长而衰退，信息处理的速度也会随之减慢，但是我们其实并不完全理解其背后的原因。不过，一些强有力的证据表明，这样的衰退反映的正是大脑日积月累的损耗，这种损耗导致信息沿轴突传递的速度减慢。

个人因素和生活方式等也有影响。风险因素包括：吸烟、糖尿病、高血压、血管病变（会导致脑通路缺氧和缺乏葡萄糖）、脑震荡、营养不良以及睡眠不足。

重要的是，幸好许多个人因素都在我们的控制范围内。

身体运动能加速血液流动，而这既能提高我们的认知能力又能加速我们的认知加工和生理过程。事实上，一个经常锻炼的人能够保持其个人信息处理的速度，甚至能进一步提升速度。这是因为通过增加大脑的供血、供氧和葡萄糖，我们既扩大了神经高速公路的容量，又提高了它的速度。

近期研究表明，老年人如果能增加锻炼，只要短短四周的时间就能够体验到积极的大脑变化，这些大脑的变化能够改善信息处理速度、决策能力，以及某些类型的记忆。

诚然，运动对我们的神经系统有着很强的影响，以至于运动会被作为一种治疗手段来帮助某些癌症确诊患者进行恢复。临床研究已经证实了规律的运动和健身计划对癌症患者的有效性，因为它有助于平衡和对抗癌症本身以及癌症的治疗手段对人体造成的损伤。这些损伤包括疲劳、功能性衰退、认知障碍、抑郁和焦虑。

运动的益处不仅仅体现在（以及被应用在）医疗保健领域。几所美国学校通过实验探究学生在课前进行锻炼是否有助于提高他们的课堂表现。不出意料，的确有帮助。

2010年发表的一份研究报告支持了上述结论，该报告指出规律性地参与高强度体育锻炼的大学生学习成绩更佳。

另外，苏格兰的一项研究通过对大约 5000 名儿童进行分析来探究身体运动水平与学习成绩两者之间的关系。在为期 3~7 天的调查中，研究人员使用一种名叫加速计（accelerometer）的设备来评估孩子们在 11 岁时的身体运动强度，然后在孩子们 13 岁和 15~16 岁时再次进行测评。有些学生在 11 岁的时候展现出体育锻炼对学习成绩的积极影响，在 5 年后他们依然能够展现出这种积极趋势，或许这是因为那些已经形成日常锻炼习惯的青少年通常能够坚持锻炼。

一项发表于 2014 年的研究同样聚焦于锻炼和学业成就之间的积极关系。皮瓦尔尼克（Pivarnik）、丹博尔特（Danbert）和他们的同事回顾了 4843 名大一、大二学生的信息，并将在健身中心购买过健身卡的学生的平均成绩（GPA）与非健身会员的学生成绩进行了对比。

他们发现购买过健身会员的学生的累计 GPA 较对比组高出 0.13 分。进一步的分析显示：有 74% 购买过健身会员的大一新生在大二也过得顺风顺水，而不去健身房的大一新生中只有 60% 的人在大二这一年过得也不错。这项研究还证明了体育锻炼有助于培养管理压力的能力，能帮助我们顺利度过过渡期，而且体育运动有助于维持甚至提高成就水平。

总而言之，现有的研究已经足以使那些主张减少学校体育课时的人们改变立场了。而且赶紧改变立场吧，别犹豫！想要拥有出色的学习能力吗？那你可离不开大脑的健康和优化——没错，想要在任何领域拥有令自己出类拔萃的能力，你都离不开大脑的健康和优化。正因如此，从各种意义上讲身体运动都是教育中的重要环节，它对生活的方方面面来说都不可或缺。如果教育方面的领导们不能充分理解这一点，那么他们很可能会辜负我们的孩子，因为身体运动不仅能提高我们的学习能力，还可以改善我们的情绪管理，甚至可以在对严重疾病的治疗中发挥正向作用。

运动是一剂良药

希波克拉底建议，一旦你发现自己的情绪不太好，你就应该立刻出去走走，如果你发现出去走走并没能改善心情，那你应该再出去走走。这是一个经得起时间考验的真理。如果你不喜欢散步，那你可以选择其他类型的运动来替代散步。但是我要再说一次，有一个建议穿越久远的时空回荡在我们耳边，那就是——动起来！

身体运动是一种能够有效打断大脑情绪模式的方法，它有助于弱化对威胁的反应并把这种反应转化为更可控的情绪。运动能在大脑中释放内啡肽（endorphins），它有助于放松肌肉并缓解全身紧张。

《运动改造大脑》一书的作者约翰·瑞迪博士（Dr. John Ratey）非常强调运动的重要性，他认为运动是一种强效的大脑干预手段，运动的作用等同于——在某些情况下甚至优于——药物。瑞迪博士如是说：

"锻炼不仅仅关乎身体健康和外貌，它还对大脑的化学层面、生理层面和神经可塑性（即大脑重新建立神经联结的能力）有着深刻的影响。它不仅会影响你的思维能力、创造力和问题解决能力，还会影响你的情绪以及你直面不确定性、直面风险、直面批评、直面焦虑的能力；而且这些影响是实实在在的、可量化的……"

在《运动改造大脑》一书中，瑞迪博士提到了一系列研究，它们不约而同地强调了锻炼和情绪控制之间的关系。这些研究包括：

1999 年，芬兰的一项研究通过对 3403 人的数据进行分析揭示出：每周锻炼两到三次的人更少体验到抑郁、愤怒感、压力以及"愤世嫉俗的不信任"。

南密西西比大学的约书亚·布罗曼-富尔克斯（Joshua Broman-Fulks）在 2004 年进行了一项研究，研究结果显示当学生在跑步机上以最大心率的 50% 健走或者以最大心率的 60%~90% 跑步时，他们对焦虑的敏感度会降低。

2006 年一项研究以荷兰的 19288 对双胞胎及其家人为研究对象，结果表明经常锻炼的人更少体验到焦虑、抑郁和神经质，而且也更爱社交、更外向。

进一步的研究证明，有氧运动可以扩大前额叶皮质（prefrontal cortex）的体积，而且还能够增强前额叶皮质与边缘系统之间的互联。这种互联是至关重要的，正如我们之前所探讨的，边缘系统是大脑中负责情绪管理的部分，而额叶则负责掌控我们的决策。

此外，丹麦的一项关于八个记忆诊疗中心的 200 名患者的研究显示，高强度的有氧运动甚至可以对阿尔兹海默症患者的认知产生积极影响。研究发现，让患者在 16 周的时间内坚持每周锻炼三次、每次锻炼一小时，能有效提高他们的思维速度并使其注意力更集中。

运动的确是一剂良药。但是一些新近的研究结论还指出"处方"同样很重要。德国的研究团队发现低强度和高强度的运动对注意力和情绪反应的影响有所区别。我必须强调人与人的差异是普遍存在的规律而不是什么偶然，当我们谈及锻炼与大脑的关系时更是如此。尽管关于该领域的科学研究之路仍然前路茫茫，但是在不远的将来会有更多研究专注于个体差异，进而对于"如何在尊重个体差异的基础上开出更科学的运动处方"这个问题给出更精确的答复。

还有一些重要的证据表明，运动有助于癌症的治疗管理，运动在其中的作用主要体现为平衡负面认知、平衡负面情绪以及平衡疾病和治疗对身体造成的各种影响。作为一种低成本、易获得的干预手段，运动几乎没有不良的副作用，这是它的附加优势。

18 世纪的苏格兰作家休·布莱尔（Hugh Blair）曾宣称："锻炼是提高我们自身能力的重要源泉。"且不论这句话正确与否，锻炼至少能够带来正向的影响，甚至对于最容易被人误解的一种素质——意志顽强，锻炼也能产生积极的作用。

锻炼与所谓的意志顽强

锻炼和一种通常被称为"意志顽强"（mental toughness）的素质息息相关。原因在于锻炼在使我们变坚强的过程中起到关键性的作用，在遇到困难的时候它有助于培养不轻言放弃的毅力。这就是为什么传统的体育锻炼一直是军事和战术训练的基础。

话虽如此，意志顽强仍然是一个被误用并被误解的概念。以下是约翰在纽约的一次工作坊中对该话题发表的看法：

"究其本质而言，我认为意志顽强这个词已经被用滥了，人们总是用这个词来表达一些它本不具备的含义，描述它本不能形容的特质，对绝大多数人来说这个词太泛泛了，甚至说它虚无缥缈都不为过。坦率地说，长期以来意志顽强一直是一个相对不受重视的概念——跟大脑受到的忽视差不多。由于大脑或多或少地被人们忽视，关于意志顽强的本质定义仍然尚存争议。"

"那么，现在让我们来明确这个概念：意志顽强指的是一系列训练过程，包括：通过反复的轮流呈现压力和进行休息来建立压力预防和复原的能力，它有助于提升情绪理解能力，提升能量维持能力，也对信息输入和结果输出的效能提升有所帮助。不要把这个概念和成功或失败混淆在一起——意志顽强并不能保证结果一定是好的，它对结果的影响并不比'变得更高、更快、更强'对结果的影响更大。"

"运动是保持意志顽强的核心要素之一，原因在于压力虽能刺激成长，但休息才能达成融会贯通。缺乏休息的大脑和中枢神经系统会变得脆弱、不堪重负，它得到的休息得越少，就越难形成顽强的特质。我们天生具有顽强的意志——因为人类这个物种既不是最快的也不是最强的，然而我们凭借着大脑的力量站上了动物王国的金字塔尖，但是缺乏训练或者过度训练以及不恰当的休息都会扰乱这种平衡。"

"锻炼是不断变强韧的过程，是周而复始的循环。如果锻炼得当，这个过程能够锻造神经韧性，其原因在于它能增加脑部血液流动和葡萄糖供应，进而通过新建联结和重建联结来提升大脑活力，最终通过刺激提升情绪和认知能力。但是，让我再重申一遍，所有这些压力的催发作用都是以'为大脑提供适当的休息'为基础的。人类的本性是生而适应波动和震荡的，如果我们长期以线性的方式行动，我们的坚韧水平和表现的质量将会难以避免地出现滑坡。"

"尽管意志顽强和毅力是我们耳熟能详的常用术语，但是这些概念的科学根基并不牢固。这两个概念都没有考虑到我们为了适应和生存而构建的先天网络（实际上这才是我们真正的与生俱来的韧性），所以说这两个概念都忽略了顽强的神经生理学基础，而在这个领域里神经生理学才是界定清晰的科学。特别是我们的神经系统是为了生存而构建的——这就是所谓的进化动力学（evolutionary dynamics），而神经系统的构建依赖于一系列的刺激和休息过程。这就意味着，我们能够通过适度的训练和休息来训练个体，训练和休息能让我们严阵以待，让我们更顽强，更具适应性。更重要的是，这些科学原理并不过分强调意志顽强和毅力这类概念。意志顽强与健康的睡眠习惯和生活质量有关，这恰恰证明了'严阵以待''坚韧''适应''兴奋'等特质都具有其神经生理学基础，而不仅仅是意志顽强或毅力这类主观的状态。"

"具体来说，意志顽强和毅力实际上都是主观概念，原因在于它们本质上是来源于信息主体的信息。举个例子，由参与者/受试者在体验后提供的信息或者说观察结论就属于主观信息，虽然其本身并不是毫无根据的，但它所提供的信息比较有限，应该谨慎地加以解释。虽然我们可以使用主观数据，但不能完全依赖于主观数据得出结论，更不能超越我们可实证的范围去解释这些数据。只可惜这两个术语都没能摆脱上述两类错误。也就是说，由于意志顽强和毅力'看上去是真实的'，它们具有有效性错觉，而信念偏差又在有效性错觉的基础上雪上加霜（信念偏差是指我们执着且盲目地认为多因素/复杂性的表现过程本质上非常简单）。由此，在没有足够科学证据支撑的情况下这两个概念也似乎已经变成了事实。而且，大家别忘了，正是对意志顽强和毅力的子虚乌有的追求为我们打开了一道门，让我们总是打着'我这是为了让他们变得更顽强、更坚毅'的幌子去滥用一些错误的方法。"

"尽管关于意志顽强和毅力的研究已经进行了几十年，但是没有证据能证明这两个概念是科学概念。总的来说，大部分关于意志顽强和毅力的调查所采用的研究设计、统计分析方法以及结论解释都不够严谨，并且结论也缺乏普遍性和可复制性。但最严重的问题在于，这两个概念其实是新瓶装旧酒，意志顽强这一概念源于对坚韧（hardiness）的研究，而毅力这一概念则源于对勤勉（conscientious）的研究。"

"这正是美国研究员杜鲁门·李·凯利（Truman Lee Kelley）所指出的研究中存在的致命缺陷。杜鲁门·李·凯利是提出'硬币谬误'（jangle fallacy）的鼻祖，⊖他对统计学和心理学均有重大贡献。硬币谬误指的是一种错误的假设，即由于两个东西拥有不同的名字就认定它们彼此不同。或者换一种说法，我们不能通过重命名某一概念，就认为它是新的概念或者是与众不同的现象。意志顽强和毅力这两个概念的流行已经逾越了科学的范畴，它们的热度是被信念偏差和有效性错觉哄抬起来的。"

"矛盾的是，这两个术语的定义既言之无物又无所不至，这是术语缺乏科学性的另一个明显迹象。这两个术语都有夸张的成分，而且在我们努力削减与高水平表现相关的复杂术语并尽可能简化术语的时候，这两个术语却把我们的注意力转移到了一些与健康和长期的运动水平发展无关的因素上去。

"然而，作为训练的结果之一，疲劳也不一定非得扮演那个不招人待见的角色；疲劳的强度至关重要。如果我们不能意识到并观察到疲劳的程度并加以管理，那么就可能导致疲劳'过量'

⊖ Jangle fallacy 也作 "jingle-jangle fallacy"，jingle-jangle 在俚语中指硬币的正反两面，指代硬币。——译者注

（overdose）。我有意使用'过量'这个词，是因为如果我们用药过量就会产生副作用，而且这些副作用会首先影响我们的大脑，并且对大脑的影响最大。疲劳也是如此。工作，继续工作，不停工作——这不是我们能长期保持的状态。一旦你在中间加入足够的休息，你就拥有了带来成长——精神上的、情感上的、身体上的成长——的要素。"

"重要的是要明白，各类体育的专项训练本质上都是基于大脑的训练。训练所营造的疲劳和复原的交替循环是影响成绩稳定性的关键因素。"

"每当谈及体育运动或锻炼，很多人从小就相信'不经历痛苦，怎能有收获'。在肌肉训练方面，这句话格外受用。但是我不得不说'不经历痛苦，怎能有收获'这一理念其实是一种基于文化的迷信，而不是绝对的真理。"

"许多人认为，如果不通过身体运动或锻炼对肌肉造成损伤，肌肉是不会自然生长的，而且这种损伤会引发一连串连锁反应，最终导致大脑的重塑、疗愈和肌肉的生长。我们的大脑和肌肉确实是协同工作的，而且肌肉的确具有适应性，因为控制肌肉的是宇宙中最具适应性的系统——大脑。"

"我们从研究中了解到的是关键因素在于刺激，而不在于造成损伤或过度训练。无论是对于大脑健康来说还是对提高运动成绩来说，这都算得上是一个好消息。'不经历痛苦，怎能有收获'并不是真理。事实上，研究证明了我们的大脑是非常精密的，它能够利用不同强度的刺激来达到相同的目标——即我们的成长和适应！"

关于约翰在工作坊中的发言，我暂且引述到这里，让我们先来重点关注一下过度训练的主要表现，其表现可以被分为四种类型：

1. 表现不佳
2. 生理变化
3. 情绪紊乱
4. 睡眠障碍/失眠

表现不佳

症状包括嗜睡，肌肉"沉重"和/或酸痛，以及无法完成常规训练。

生理变化

症状包括体重减少或增加，静息心跳加快、持续性的轻微感染、绝经、肠胃紊乱和淋巴肿大。

情绪紊乱

症状包括抑郁、食欲不振、性欲减退、竞争动机下降、易怒和冷漠。

睡眠障碍

症状包括难以入睡，夜间醒来，做噩梦，醒来时感觉精神萎

靡。[⊖]

　　接下来，约翰在工作坊的演讲中进一步谈到了关于意志顽强的不恰当的态度以及这种态度对表现稳定性的影响。

　　"在高水平竞技运动中，我经常能听到教练说运动员的意志不够顽强，而这种说法每次都是错的。通常情况下，运动员都处于一种需要适应的境况中，而大脑会不断寻找更多精细的刺激或休息，以使其韧性更上一层楼。但由于对大脑的了解不足，也由于想要赢得比赛的压力过大，或者由于组织内部的社会政治因素的影响，顾左右而言他——把失败的原因归为个人缺乏意志力——似乎更简单一些。"

　　"让我把话说得更明白一点，我很清楚领导高水平体育团体的经理和教练们的工作很艰辛，老实说，我同样视他们为'表演者'——正如我将运动员视为'表演者'一样。但是如果不能将新近的科学研究结果应用到对体育团体的管理和指导中去，那么等待我们的将只能是一些玄学理论和不稳定的表现。结果就是我们偶尔能够创造优异成绩，但是不能将这种优异的状态维持住。如果想维持卓越表现，就离不开周密的、恰当的、持续的大脑管理。"

　　"这一点在精英部队中体现得最为明显。在生死攸关之时，所有事情都必须具体而精准。我指的是部队会根据每个人的需求

⊖　我们会在第六章进一步探讨情绪和情感管理，在第三章进一步介绍睡眠相关内容。

来决定是训练还是休息以及训练和休息的方式及强度。特工是一种高价值、低替代性的人力资源，通过针对他们的特殊需求进行训练，他们能够不断成长，持续变强。"

"你看，归根结底，训练和锻炼是一种个性化的过程而不是团队过程，因为毕竟在每个节点上我们的大脑要么有反应、要么没反应——而这正是衡量精英群体适应能力的标准。"

"简而言之，精英部队懂得大脑永远是最终的赢家。这正是他们实施个性化训练的原因所在。"

为了帮助您规划自己的个人运动，我们会在本章节的下半部分提供建议、指导和小贴士。在此之前，我们先回顾一下本章要点。

小结

- 我们的大脑是为了运动而构建的——我们每天要走 5～12 英里！

- 身体运动有助于在中枢神经系统中创建新的联结，同时能够维系和修复已经形成的联结。

- 想要提升你的情绪管理和思维技巧吗？动起来！

- 每周两次有氧运动能够让罹患痴呆的概率减半，同时将患阿尔茨海默症的风险降低 60%。

- 提高你的有氧代谢能力（aerobic capacity）可以提高你应对压力的能力——进而提升你的韧性。

- 身体运动能使大脑获得血液，也能使大脑获得氧气和葡萄糖等能量，刺激康复和愈合。
- 健身能刺激蛋白质的产生，这会使神经元不断形成联结。
- 身体运动能提高记忆相关的能力——提升记忆、回想、决策能力以及整体处理速度。
- 想要保持所谓的"心理韧性"，有规律的身体运动是关键要素之一。

管 理 流 程

我们的建议

要让身体运动（包括锻炼）成为你日常生活不可分割的一部分。对其进行管理和监控，确保它能够帮助你提升每天的能量水平和表现质量⊖。

方法：

1. 评估你对训练和体育锻炼的准备程度。

⊖ 还记得约翰强调过休息和恢复的重要性吧，第三章和第四章将介绍如何将休息和恢复整合进运动流程管理计划。

2. 在日常的常规活动之外，额外制订一套计划并遵照执行。⊖

3. 确保你的计划包括心肺、阻抗、柔韧和神经运动训练。

4. 持续衡量你的表现和结果。

心肺训练

心肺训练有助于改善肺和心脏的状况，从而提高呼吸系统和循环系统的能力，进而增加骨骼肌的氧气供应，提升幸福感。

阻抗训练

阻抗训练是指为对抗外在阻力使肌肉进行收缩，这有助于提高肌肉的力量、张力、质量，或者说提升肌肉耐力。

柔韧训练

柔韧训练是指有助于扩展关节的运动范围和/或其自由活动的能力的各种活动和锻炼。这里所说的运动范围是指关节运动的距离和方向以及关节在多大程度上能够不受限制地移动。

神经运动训练（Neuromotor training）

神经运动训练有时被称为功能性健身训练（functional fitness training），它包含丰富的运动技能，包括（但不限于）平衡、协调、步法和敏捷度。

⊖ 要保证能够依照你日常生活中的身体运动水平来确定训练的内容和强度。

记忆点：

● 一般来说，任何有益于心脏的事物都对你的大脑有好处。

● 锻炼你的心脏能够让你的大脑更高效，反之亦然。

● 身体运动不仅能提高你的大脑功能，而且它还能修复受损的脑细胞。

● 早晨在上班之前进行锻炼能有效地为大脑热身，让它对接下来的一天可能出现的各种压力做好准备，还能刺激大脑让它更好地记住新信息并解决问题。

● 通过将瑜伽、太极和舞蹈等协调性运动与心肺运动进行结合，能够对大脑起到交叉训练的效果。

● 如果你的时间很紧张，你可以选择一种高强度、高密度的身体运动。这会让你的心率迅速飙升，并且启动一系列积极的压力连锁反应。

● 如果你觉得四处碰壁，你可以通过一些简单的运动（如：仰卧起坐、俯卧撑、散一会步）来重启自己的大脑。

对体育运动的准备程度

请使用表 2-1 展示的身体活动准备度问卷（PAR-Q）作为指南，以评估你自己是否已经为加强体育运动做好准备。如果你对其中一个或多个问题的回答是"是"，请在增加锻炼强度前先咨询一下医生。告诉你的医生你对哪些问题的回答是肯定的，在经过评估后，向医生寻求建议，看看你目前的情况比较适合采用哪种锻炼方法。

表 2-1　修订版身体活动准备度问卷（PAR-Q）

是	否	
		1. 医生是否说过你患有心脏疾病，并且建议你只能在有医学观察的情况下进行体育运动？
		2. 你是否有过因体育运动而引起的胸痛？
		3. 你或你的家庭是否有过心脏病史？
		4. 你是否曾经因头晕而失去知觉或者摔倒？
		5. 你是否有骨骼或关节问题，且该问题会因运动量增大而加重？
		6. 医生是否因心脏或血压方面的问题给你开过药物？
		7. 你是否知道（无论是基于你自己的经验还是基于医生的建议）自己有任何其他的身体方面的问题，导致你必须在有医学观察的情况下进行体育运动？

如果你对其中一个或多个问题的回答是"是"，请在增加运动量前先咨询一下你的私人医生或者医疗保健服务人员。

入门指南

不要急于增加训练强度。要记住，管理你的运动是大脑管理流程的一部分。以此来提醒自己只需要做出适当的改变——适度的改变——这样既能让你进步，但又不至于让你感到困难和受挫。

在制订锻炼计划时，最重要的三个要素是：

频率（Frequency）：你每周锻炼的天数。

强度（Intensity）：需要付出努力的程度（你的大脑和身体努

力运作的程度）。

时间（Time）：每项活动和/或一次训练的持续时间

想要记住这三个要素很容易；因为它们的首字母正好组成FIT 一词（意为健康、健美）。

我们建议你每次只针对三个要素中的一个要素进行调整，这样做有助于减少受伤的风险。同样重要的是，这样能保障在努力和休息之间维持合理的平衡。

休息和恢复对大脑的健康和表现的提升都是至关重要的。我们将在下一章专门讨论这个主题。就目前而言，不夸张地说，成长发生于休息之时。想要对锻炼计划进行成功的管理，必须在计划中纳入充分的休息和恢复，只有这样才能最大化地使身体、情感和认知获益。

频率

每周只锻炼 1 次并延长单次训练时间和每周锻炼 5 ~ 7 次但是每次锻炼时间较短有区别吗？是的，确有不同。

每当你动起来的时候，你的大脑健康都会获益，而这种益处会给整个身体带来积极影响。短时长、高频率的运动会提高大脑受益的频率，降低受伤的风险，而且更容易被排进每周的时间表里去。

强度

想要确定何种运动强度最适合你，最简单的方法就是在运动的同时进行交谈。中等强度的身体运动让你能够保持对话，而随着运动强度的增加，保持交谈就会变得越来越困难。

不过，如果想要更精确地衡量运动强度，你可以测量自己的心率。

计算最大心率的方法是用 220 减去你当前的年龄。例如，如果你现在 45 岁，那么 220 减去 45 等于 175，所以你的最大心率应该是 175。这就是你在运动时每分钟心脏可承受的最高跳动次数。一旦你知道了自己的最大心率，你就可以计算自己的目标心率范围了——当心率水平处于目标心率范围内时，你的心脏会被锻炼到，但是不会过度劳累。

尽可能去使用这些测量方式并尽量延长"温和型强度"的运动时间。即便你的身体很健康，也应该按照这个原则来制订运动计划。

温和型强度是保持在你最大心率的 50% ~ 65%。如果你刚刚开始按照运动计划进行锻炼，那么温和型强度的项目是你的最佳选择。而且，即便你的健康水平有所提高，你也应该经常回归温和型强度训练，因为事实证明许多精英运动员在一周中的大部分时间都在"温和区"进行训练。

中等/中级强度是保持在你最大心率的 70% ~ 80%。这个强度区只适用于坚持进行体育运动和心肺训练六个月及以上的人群，而且中等强度运动只是训练计划的组成部分之一。当你的心率达到最大心率的 70% ~ 80%，你肯定能感觉到自己练得"非常努力"。

高强度是保持在你最大心率的 80% ~ 100%。这类训练对努力程度和准备程度的要求都是最高的，而且高强度训练的周期不能太长。

为什么要测量你的心率？因为这样做能让你的训练更直观、更安全、更容易取得进步。如果你想为你自己打造一套个性化的训练项目并且按计划执行，那么测量心率是这一切的基础。通过对我们的表现和进展进行有意识的测评，我们能够在很大程度上降低风险，避免陷入"不经历痛苦，怎能有收获"的心态误区。对此我们接下来还会进行更细致的探讨⊖。

时间

你应该在每项活动上花多少时间取决于该活动的强度和内容。

稍后我们会探讨什么样的活动能够组成一套平衡的训练计划，我们会在那个部分提供一些例子。

你的专属运动计划：

心肺训练

- 选择各种能够将心率维持在最大心率的 50%～65% 区间的运动。

- 每周分日进行 3～5 次锻炼，如果你刚刚开始锻炼，那么每周锻炼 3 次即可。

- 单次锻炼比较理想的时长在 20～60 分钟之间（不过，如

⊖ 如果你还想更多地了解心率测量和运动强度方面的信息，可以参考：
http：//www.cdc.gov/physicalactivity/everyone/measuring/heartrate.html
http：//www.cdc.gov/physicalactivity/everyone/measuring/exertion.html

果每组训练 10 分钟，做上 2～3 组也是有价值的）。

以下列举了一些非常棒的低冲击训练：[⊖]

- 走路。

- 徒步旅行。

- 雪鞋健行。[⊜]

- 越野滑雪。

- 椭圆机。

- 器械健身。

- 骑自行车或动感单车。

- 划船机。

- 游泳。

- 水上有氧运动。

- 水中奔跑。

- 皮划艇或划独木舟。

- 滑冰或滑旱冰。

- 高尔夫（在场地内步行）。

有些人对低冲击训练存有误解，认为这类活动的价值不高。但事实并非如此。别忘了，我们需要的是刺激而不是毁灭，而且

⊖ 低冲击训练（low impact training）通常是指在训练过程中至少有一只脚不用离开地面的训练。对于初学者和/或受伤后进行恢复训练的人来说，这种训练形式再好不过了。

⊜ 雪鞋健行（snowshoeing）是近年来逐渐流行起来的冬季运动，参赛者脚上穿着特殊设计的装备，可以分散体重在雪地上行走。——译者注

我们生来就是要动的。低冲击训练正好能起到这种作用。

事实上，即使是为期三周的短暂的体育运动都能给大脑带来非常积极的变化。即便是温和的身体运动也可以为大脑、生理和生物化学等方面带来有益的结果。泛泛地讲，这些影响会改善健康；具体说来，这些影响会进一步导致大脑自主功能的优化并提升抗氧化水平。

如果您刚开始运动，我们建议在选择任何高冲击训练[⊖]之前，至少进行三个月的低冲击训练。

以下列举一些高冲击训练：

- 跑步。

- 跳跃运动。

- 篮球。

- 肌肉增强训练（plyometrics）。

- 规律的有氧运动。

阻抗训练

- 成年人每周都应该利用各种器械和训练方法对各个主要肌群进行两到三天的训练

- 对于老年人或者以前经常久坐的成年人，在刚开始锻炼的时候选择强度非常低或较低的训练为佳。

- 对于每项训练而言，重复 8～12 次能够提升肌肉强度和

⊖ 高冲击训练（high impact exercise）通常是指在运动中需要双脚同时离地的体育项目。

力量；对刚开始锻炼的老年人和中年人来说需要重复 10 ~ 15 次能够提升力量；重复 15 ~ 20 次能够提高肌肉耐力。

- 你可以利用身体自重进行训练，⊖也可以使用有重量的健身器材（如果你选择后者，我们建议你向专业教练寻求指导）。

- 成年人的每次阻抗训练之间应该间隔 48 小时以上。

柔韧训练/神经运动训练

- 成年人每周至少应该做两到三天柔韧性练习来扩大动作的范围。

- 在肌肉比较温暖的情况下锻炼柔韧性是最有效的，可以试着在做肌肉拉伸之前做一些有氧运动或者洗个热水澡来预热肌肉。

- 每次拉伸应该在肌肉有紧绷感或轻微不适的状态下保持 10 ~ 30 秒。

- 将每个拉伸动作重复 2 ~ 4 次，让每个拉伸动作的总时长达到 60 秒。

- 静态拉伸是指保持某一特定姿势进行拉伸。动态拉伸涵盖一系列有控制的动作，让你安全地、轻柔地进行全方位的运动。

- 本体感觉神经肌肉促进疗法（Proprioceptive Neuromuscu-lar Facilitation，PNF）是一种进阶的柔韧性训练，它涉及肌肉群的伸展和收缩（我们建议，只有在有健康领域专业人士的指导和

⊖ 后面将要展示的 7 分钟锻炼就是一个利用身体自重进行训练的很好的例子。

监督下才能进行 PNF 拉伸)。

● 运动或练习会提升运动技能,包括:平衡性、协调性、敏捷度和步法。

● 诸如瑜伽、舞蹈和太极这类训练将神经运动训练与耐力和柔韧训练进行了有机结合。

注意:无论你选择什么类型的训练,都要认真进行训前热身和训后放松。热身能使身体对接下来的训练压力做好准备。放松能够启动恢复过程,其中包括满足对水和食物的需求。

热身

花几分钟时间逐渐增加运动强度。例如,如果你要为跑步做准备,你可以由慢到快逐渐加快走路的速度,接着小步慢跑,然后再跑起来。如果你准备进行重量训练,可以先通过一系列轻量练习来热身。

一旦你的肌肉已经做好预热,就可以做一些动态伸展运动,包括摆臂和踢腿以及扭转躯干。同样重要的是,要营造有备而来的精神状态,要用心并且专注。把训练前发生过什么以及训练后要做什么都抛在脑后,只专注于这次训练的目标。保持对身体的觉知,察觉身体的感受和反应。

放松

花几分钟时间逐渐降低运动强度。例如,如果你刚跑完步,可以把热身的流程反向执行一遍,然后做一些静态拉伸。随着心跳放缓,你可以逐渐放松身体,也把你的注意力释放出来,考虑接下来的一天要做些什么。

高强度运动

我们承认定期挤出时间进行锻炼可能不太容易。不过，在一整套训练计划中，短时长的剧烈运动也可以作为一个有效的组成部分而存在。事实上，每周做三次高强度短时长运动能够达到的效果与每周做五次 60 分钟的有氧运动是一样的。

这种训练方法被称为高强度间歇性训练（HIIT）。在跑步、自行车、划艇、极地滑雪等项目的精英运动员的训练中，HIIT 已经作为阻抗训练的一部分被执行了好几年了。通常来讲，HIIT 由以下几部分组成：最开始是强制性的热身运动，然后是几组重复性的高强度身体运动（最大训练强度），期间间隔进行几组低等—中等强度的运动来促进恢复，最后是放松训练。

整个训练时长少则不到 10 分钟，长则 30 分钟，在时间有限的情况下，HIIT 是一种最大限度进行锻炼的好方法。

它还有其他好处。HIIT 训练可以燃烧卡路里，加速新陈代谢，提升心肺效率，刺激肌肉，当然还能刺激大脑生长。在进行 HIIT 之后的几个小时内，它仍然对情绪、记忆和解决问题的能力有积极的影响。不过，如果你考虑进行 HIIT 训练，别忘了确认你的训练计划与你目前的健康水平及能力相符。

这里有一个例子供你参考（见图 2-1）。

科学的 7 分钟锻炼

这个锻炼包括 12 个练习，只涉及自重练习。整个训练节奏紧促，每个练习之间只有 30 秒休息时间。这套锻炼结合了心肺训练和阻抗训练。经科学研究确认坚持 7 分钟锻炼会产生以下效果：

- 减少体脂。

- 改善胰岛素敏感性。

- 改善最大摄氧量（VO2max）。⊖

- 使肌肉健康。

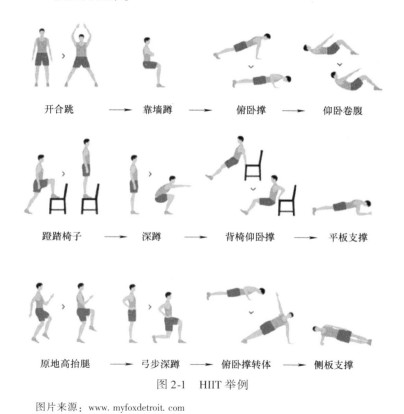

开合跳 ⟶ 靠墙蹲 ⟶ 俯卧撑 ⟶ 仰卧卷腹

蹬踏椅子 ⟶ 深蹲 ⟶ 背椅仰卧撑 ⟶ 平板支撑

原地高抬腿 ⟶ 弓步深蹲 ⟶ 俯卧撑转体 ⟶ 侧板支撑

图 2-1　HIIT 举例

图片来源：www. myfoxdetroit. com

⊖　VO2max 是你的心脏、肺、肌肉在运动中能够有效利用氧气的最大值。

衡量你的表现和结果

无论你选择什么类型的训练，对表现进行评估都是至关重要的。因为，一般来说，有评估才能确定已经完成。评测可以帮你进一步认清自己的优势、进步以及在哪些方面有所提升。而且评估能够告诉你什么时候该训练、什么时候该休息，从而最大程度保障你所付出的努力有所回报。

如果不对训练和休息过程的重要环节进行测评，就很容易导致训练过度。训练过度会降低中枢神经系统的韧性，从而抵消训练带来的积极影响。

正因如此，那些能够受到良好训练的优秀运动员和那些最高级别的军事特工（他们向来都是训练有素的）一直在持续利用最新的生物识别设备对训练和恢复进行评估。那些接受世界最高水平训练的人都明白"水能载舟亦能覆舟"这个道理。因此，他们通过频繁的精准测量来确保自己的训练计划只会带来持续的改善而不会造成负面影响。

其他不接受顶级训练的人也同样能通过评估得到好处。我们不必采用最前沿的运动训练技巧，也不必经历军事精英们必经的终极挑战，但是我们同样能够通过生物反馈受益。

无论你是什么角色，也不管你的绩效目标是什么，如果你真的很想了解自己以及自己的大脑，别忘了评估它！

衡量什么，怎么评估

我们之前提到过，科技在我们的生活中扮演着重要的角色，但是我们必须确保科技能够发挥作用而不是毫无用武之地，更不能让它起反作用。

如果想要挑选符合自身需求的健身监测设备，请在脑中牢记以下三点：

1. 根据你自身的特点和你的使用习惯选择可穿戴性最强的设备，要提前考虑你的运动类型以及你穿戴设备的方式（比如是戴在手腕上、脚踝上，还是挂在衣服上?）。

2. 想清楚你要评估什么，及测评的原因（例如目标、测评过程、结果）。

3. 你要知道自己想要哪些具体的洞察；数据应该驱动更深的洞察。

一旦你挑选了适合自己的设备，还需要考虑以下问题：

● 记得要穿戴好设备！如果你不戴上设备，它可什么都测量不到。

● 如果你所选的设备内置了相关的测试来评估你目前的健康水平，别跳过这个测试，它会为你提供一个可供比较的基线水平。

● 如果可能的话，了解你所选设备的指标口径，这样你就知道数据是如何产生的，才能确保设备能记录到正确的数据。

● 要了解自己的心率训练范围，确保自己在适度的范围内训练；个性化的数据会为更有效的训练提供基础。

● 在锻炼之后的五到十分钟再追加一次心率测量，这个数据可以告诉你随着时间的积累你的身体素质有何提升。训练后心率恢复到基线水平的速度就是进步的一个标志。

- 保存你的训练信息，这样你可以追踪每天的变化趋势。

- 利用设备的功能为训练设定日、周、月目标。

- 每天同步并下载当天的数据，因为看到自己的进步可以激励你，帮助你对训练计划进行合理调整。

- 监控你的卡路里指标；了解你所需要的热量。

- 如果你的设备具备相应的功能，可以设置久坐提醒，当你保持坐姿 45 ~ 90 分钟时对你进行提醒。我们的注意力持续时间是有限的；通过有规律的短暂休息，四处走走以促进大脑供血，更容易帮你保持注意力。

- 监控你的训练负荷（如训练的频率和类型），这样你就能确定是否有必要融入休息和恢复环节。

接下来我们要讨论的话题就是休息和恢复，它们和训练组成了对身体运动来说至关重要的阴阳两极。

第三章　休息比你以为的更重要

"你的生活是你睡眠质量的映射，而你的睡眠质量也是你生活的映射"。

——拉斐尔·佩拉约博士（Dr. Rafael Pelayo）

大脑启动——本章关注重点

以下是一些关键的事实和知识：

- 睡眠是增进表现的头号武器。
- 睡眠对我们的身体、心理、社会和经济实力都有影响。
- 睡眠中会释放生长激素，所以说你会在睡眠中长高。
- 大脑需要休息和停转；这是我们所有人的基本驱动力。
- 在睡眠的过程中大脑会进行排毒，从而维持它的日常强韧。
- 当你入睡时大脑会把你白天学到的东西储存到记忆中去。
- 打盹是一种无处不在的生理需求——而且打盹对我们大家大有裨益。
- 失眠会削弱大脑的能力，也会降低其他各系统的能力。
- 睡眠负债（sleep debt）是个沉默的杀手，它会日积月累地损害健康、降低表现。

- 良好的休息是保持意志顽强的要素之一。

- 稳定的睡眠模式对情绪、注意力、锻炼和/或协调肌肉以及进行决策都有积极的影响。

金链子

英国剧作家托马斯·戴克（Thomas Dekker，1572—1632）把睡眠形容为"把健康绑在身体上的一根金链子"。他说的没错，⊖如果这条金链子断了的话，后果很严重——甚至是灾难性的，因为这条金链子所捆绑的东西决定了我们是谁并直接影响着我们的表现，而且它还对整个社会的性质和表现起到决定性作用。

当真有这么大的影响吗？睡眠不就是一种让我们暂停当前的生活、放下对当下的管控、停止对未来的规划的强制性手段吗？睡眠难道不是阻挡在那些有理想、有目标的人前进道路上的不可或缺的恶魔吗？难道睡眠不是对懒惰之人充满诱惑的魔鬼吗？

事实上，没有什么是比这种看法更离谱的了。诚然，睡眠的确是一种带有强制性的生理需求，但是把它视为一种被动的暂停就大错特错了。睡眠对我们来说绝不是生命中的一个被动的因

⊖ 克里斯对此是这么评论的：尽管16—17世纪的科学家尚不能像如今的科学家一样理解睡眠的目的和价值，但是戴克的洞察非常犀利。

素。事实上，我们甚至可以说睡眠日复一日帮助我们进行恢复、重组和成长，由此为我们注入了生命。

在这条珍贵的睡眠金链子上有很多环节，每一个环节都有其自身的重要性，当它们形成一个链条时就产生了总体大于部分之和的作用和效果。

你的大脑实际上是为了休息而设计的；睡眠是一种与进食和饮水无异的基本需求。当你入睡时，大脑会把你白天学到的东西储存到记忆中去。

合理的、稳定的睡眠模式对我们保持情绪弹性、注意力和决策能力、构建肌肉的能力来说至关重要。而且，别忘了我们在第二章提到过休息和意志顽强的关系。如果不能保证充足的睡眠，那么日积月累我们的身体和心理都会衰退。

然而，这还不是全部。罗切斯特大学医学中心（URMC）转化神经医学领域的研究人员发现了一条重要线索，该线索从另一个角度说明了睡眠对于健康——特别是大脑健康——如此重要的原因。

他们的报告显示，当我们睡觉时，我们的大脑实际上在利用所谓的类淋巴系统（glymphatic system）移除有毒废物，包括一些有害蛋白质——这类蛋白质与阿尔茨海默症或慢性创伤性脑病（chronic traumatic encephalopathy，CTE）⊖等大脑紊乱有关。

⊖　慢性创伤性脑病是一种大脑疾病，它的影响因素很多，其中包括反复性的脑震荡。

我们也知道,当我们完整地经历了一个睡眠过程而未被打断时,我们实际上也完成了一次成长,因为脑垂体会释放一种有助于修复、成长和巩固的生长激素。

那么结论就是,如果你想出类拔萃,那就需要充足的休息——而充足的休息并不仅仅包括夜间睡眠。所以我们稍后会谈论在白天小憩的重要价值以及如何最大化小憩的价值。

电波、阶段和周期

鉴于这样一个标题,我完全可以理解你会误认为接下来的部分要讲的是一个小丑如何介绍他的马戏团。㊀当然不是啦,我们实际上要讲的是睡眠的本质。

我们从脑电波开始。

脑电波是从大脑数十亿的神经元发送出来的电脉冲,它在神经元之间传递和同步。㊁

可以通过在头皮上放置传感器来探测脑电波。每一种脑电波都有着不同的"带宽"(bandwidths),而且功能也不尽相同。

脑电波的类型及其功能如下:

• Delta 脑电波(δ 波)是最慢、最强的(低频率并且穿透性很强),在深度睡眠或深度冥想状态时会产生这种波。这种状

㊀ 该标题原文是 Waves, stages and cycles,也可以被翻译成"波浪、舞台、独轮车"。——译者注

㊁ 大脑的效率是无与伦比的。你想想看,它用微乎其微的电力输出干了多少了不起的事情。

态会刺激疗愈和活力的恢复，这就是为什么深度睡眠对于日常的治疗过程非常重要。

● Theta 脑电波（θ 波）同样最常发生于睡眠期间，而且它会在部分学习和记忆的过程中出现。在 Theta 波中，我们的感官从外部世界收回，逐步转向内在。在睡眠过程中，我们会在进入梦乡的时候体验到 Theta 波。

● Alpha 脑电波（α 波）出现在非常高效的沉浸状态中（flow states），在这种状态中我们既是放松的，又是高度清醒的。Alpha 波能提升整体的心智能力、平静程度、警觉水平，有助于中枢神经系统与周围神经系统的整合，还能够促进学习。

● Beta 脑电波（β 波）又可分为 3 个不同的类型——低 Beta、Beta 和高 Beta。这些波支配着我们大部分的正常清醒状态，当我们参与认知过程以及对我们体验到的内外部需求进行反应时，会体验到 Beta 波。

● Gamma 脑电波（γ 波）是脑电波中最快的，它能促进来自大脑不同区域的信息进行同步加工，同时它还能调节知觉和意识。

这些不同的脑电波的样子图 3-1 所示。

我们的睡眠可分为不同的阶段和周期。下面介绍睡眠阶段以及相应的脑电波。

第一阶段：指的是浅睡眠的最初 5～15 分钟，在这个阶段我们同时产生着 Alpha 脑电波和 Theta 脑电波。在第一阶段我们会进入一种如梦境般的意识状态，我们会感觉到肌肉的突然收缩，紧接着会有坠落的感觉。

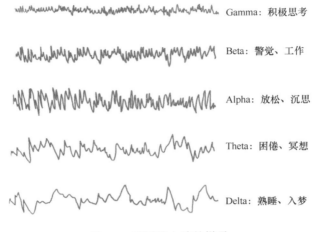

Gamma：积极思考

Beta：警觉、工作

Alpha：放松、沉思

Theta：困倦、冥想

Delta：熟睡、入梦

图 3-1　不同脑电波的样子

图片来源：thisisartlab. com

　　第二阶段：第二阶段约持续 20 分钟。我们的大脑开始产生短时的快速脑电波活动，即睡眠纺锤波（sleep spindles），同时我们的心率开始减慢。

　　第三阶段：Delta 波开始出现，我们开始从轻度睡眠过渡到非常深度的恢复性睡眠。

　　第四阶段：这个阶段大约持续 30 分钟。这是深度睡眠阶段，人类生长激素会在此阶段被释放，大脑进行排毒，同时记忆会得到巩固。

　　第五阶段 REM（快速眼动）：这个阶段的特征是眼球的快速运动以及大脑活动和呼吸速率的增加。我们的梦大多数都发生在这个阶段，原因正是大脑活动的增加。不过在此阶段随意肌（voluntary muscles）⊖会陷入瘫痪状态。快速眼动睡眠和较浅的睡眠阶段基本上都在处理我们从生活中获取的信息，并通过整合这些信息形成我们对世界的理解。我们大概在入睡后 90 分钟左右进入这一阶段。

我们的睡眠始于第一阶段，然后依次递进到第四阶段。在进入快速眼动阶段之前，我们会重复进入第三阶段，然后是第二阶段。一旦快速眼动阶段结束，我们通常会回到第二阶段。每个晚上我们大概会经历四到五次这样的循环。

第一个快速眼动周期通常只会持续相对较短的时间。不过，随着我们睡眠的深入，每个循环的时间都会逐渐加长，这就让我们有更多的时间能够进入并停留在那些有助于疗愈和维持健康的阶段。这就是为什么我们每天晚上都需要适当的睡眠时间。

然而，快速眼动之后的深度睡眠周期同样是这个过程中很重要的一部分。虽然快速眼动期能够巩固我们关于外在世界的学习，但是深度睡眠是帮助我们治愈和成长的阶段。在深度睡眠阶段，我们会释放人类生长激素，细胞和各系统得到恢复，这是信息整合以外的一些过程。关于快速眼动期和深度睡眠期孰轻孰重一直存在争议，但是实际上两者都很重要，因为它们是互补的过程而不是互斥的竞争性过程。

⊖ 随意肌既受神经支配，又受意识的控制，所以称为随意肌，主要指骨骼肌。——译者注

　　如果你想知道你到底需要多少睡眠，答案是这取决于你的年龄，在某种程度上，还取决于你的生活方式。不过，研究人员几乎一致认为，新生儿刚出生的头几个月，他们每天需要 14 ~ 17 个小时的睡眠。14 ~ 17 岁的青少年需要 8 ~ 10 个小时的睡眠。而对于成年人来说，睡眠时长的需求稍有降低，大概是 7 ~ 9 个小时。

　　如果不考虑年龄差异或个体习惯的差异，我们大多数人一生中平均有 1/3 的时间在睡觉。⊖然而，我们最近才意识到睡眠对我们大家有着重要的意义，睡眠也是近年来才成为重要的科学研究课题。

　　为什么睡眠如此重要？因为它是我们的首选效能强化剂！这就是为什么我们被设计成要将大量时间用于睡眠的模式。正如我们已经提到的，我们是在休息和恢复中实现成长的。

　　睡眠是每个人生活中很自然的一部分。睡眠可不仅仅是一个人在无所事事的时候用来填补时间的东西。睡眠是一种必需的活动，而不是可选的活动。我们都认识到并感受到睡眠的需求，在睡醒以后我们都能意识到一些新鲜的积极变化，因为我们能够感觉到自己得到了休息而且更清醒了。反之，（不同程度的）睡眠质量不佳会使得最普通不过的任务变得困难重重，而最终它会导致我们的很多能力被大大削弱。

　　⊖ 花点时间想象一下一位 75 岁老人的一生，算算这个人大概在睡眠上花了多少时间。算完你就明白了。

当然，我们的大脑是有适应性的，我们可以应对某些睡眠剥夺。但是，丧失一晚的睡眠与丧失三晚的睡眠是不可同日而语的。对大脑和身体来说，前者的恢复要容易得多。然而，我们不能因为大脑有能力对睡眠剥夺进行适应和管理就忽视睡眠模式的重要性。

想想看，在各种形式的折磨中，一种最受人类青睐的方式就是剥夺睡眠！那么，我们何苦要对自己施加这种酷刑呢？然而，有证据表明我们很多人都在对自己进行这种折磨。

例如，有研究表明，56%的美国人和51%的英国人在工作日存在睡眠不足的情况。只有44%的美国人表示自己每晚——或者几乎每晚都能睡个好觉。在英国这个数字略低于42%，在德国这个数字又降到了40%。

关键在于，如果我们不能规律性地进行适当的休息和恢复，那么我们不仅不能成长，而且是在名副其实地掏空自己。当我们的个人效能被削弱时，就会不可避免地引发连锁效应。接下来，我会简要谈谈缺乏睡眠对个人造成伤害的途径。在此之后，我们还要继续探讨睡眠不足对社会和全球带来的伤害。

睡眠损失的代价

斯坦福大学医学院睡眠障碍医疗中心的副教授拉斐尔·佩拉约博士强调了睡眠和清醒状态之间的密切关系，他写道："你的生活是你睡眠质量的映射，而你的睡眠质量也是你生活的映射"。

以下是长期欠睡眠债的人需要承担的一些代价：

- 皮肤过早老化。

- 易怒。

- 记忆缺失。

- 基因变化，进而对免疫力和压力反应产生负面影响。

- 患中风的风险增加。

- 认知能力下降。

- 骨密度下降。

- 肥胖的风险增加。

- 患心脏疾病的风险增加。

- 患癌症的风险增加。

- 大脑损伤。

更令人震惊的是，宾夕法尼亚州立大学的研究人员发现，即使在考虑了诸如体重、吸烟习惯、饮酒习惯、糖尿病、高血压等其他变量的影响之后，也能得出以下结论：每晚睡眠时间少于6小时的人相较于睡眠时间更长的人来说更容易早亡。

能够影响我们的行为和健康的不仅仅是睡眠的长短，睡眠模式的连贯一致同样重要。2015年，美国国立卫生研究院和宾夕法尼亚州立临床转化科学研究中心共同资助了一项研究，美国的研究人员分析了342名青少年的睡眠习惯。虽然从总体上看他们的平均睡眠处于健康范围内，但是研究人员发现睡眠的变化只要超过一小时——较平时多睡一小时或少睡一小时——都会对青少年的以下方面产生影响：

- 一天较日常多摄取201卡路里。

- 一天多摄取 6 克脂肪和 32 克碳水化合物。
- 在上学的日子，吃夜宵或夜间吃零食的可能性增加 60%。
- 在周末，吃夜宵或夜间吃零食的可能性增加 100%。⊖

这么看来，比起每天的睡眠周期不稳定，保持有规律的睡眠模式对我们更有益处。然而，对大多数人来说，维持规律的睡眠模式本身就是一个挑战。特别是一想到各种管理日常生活的常规需求型压力，就更觉得难上加难了。

睡眠和压力管理

我们的压力水平既影响睡眠的质又影响睡眠的量。而这反过来又形成了一个恶性循环，因为我们越是休息不好，用来面对压力的韧性就越低。

美国心理协会（APA）在 2013 年进行了一项美国压力™调查（Stress in America™）。调查发现，压力可能正在扰乱美国人的睡眠习惯，压力使很多人得不到维持健康所需的睡眠。调查覆盖了近 2000 人，结果显示只有 20% 的成年人觉得自己的睡眠质量在"好"到"非常好"之间。那些自己报告压力水平较低的被调查者平均每晚的睡眠时长比那些压力水平较高的被调查者要

⊖ 该研究的作者有：Edward Bixler, Ph. D.；Jiangang Liao, DEGREE, Arthur Berg, Ph. D.；Yuka Imamura Kawasawa, Ph. D.；Julio Fernandez-Mendoza, Ph. D.；Alexandros Vgontzas, M. D.；Jeff Yanosky, Ph. D. and Duanping Liao, M. D., Ph. D.

长至少一小时。

研究结果还表明，每晚睡眠时间少于 8 小时的成年人更频繁地提到他们在被调查前一个月有过以下体验：

- 压力症状，如烦躁或愤怒的感觉。
- 感觉不堪重负、不知所措。
- 感觉缺乏动力和能量。
- 失去耐心。
- 对伴侣和/或孩子大喊大叫。
- 想要逃避锻炼的意向增强。

睡眠不足群体宣称在过去的一年里自己的压力水平增加的概率也更大。

然而，这个问题并不仅限于美国。在英国，22% 的受访者认为压力对睡眠有负面的影响，而且几乎每晚都是如此。在德国，19% 的受访者有相同感受。这一数字在加拿大、日本和墨西哥分别是 14%、25% 和 30%。

压力影响睡眠的主要原因之一是皮质醇过度活跃。皮质醇（cortisol）被称为压力荷尔蒙，因为每当面临恐惧或压力时，每当我们的身体进入"战或逃"反应状态时，皮质醇的分泌都会增加。考虑到长期压力状态在社会中已经是一种普遍现象，那么上述的睡眠问题恰好能反应皮质醇对睡眠的负面影响。

皮质醇的增加会导致睡眠碎片化，减少慢波睡眠，缩短睡眠时间。更糟糕的是，睡眠障碍本身也会影响在睡前和睡眠期间的皮质醇加工，从而形成恶性循环。失眠和阻塞性睡眠呼吸暂停

（obstructive sleep apnea）都是与皮质醇有关的睡眠障碍。抑郁和其他压力相关的疾病也与由皮质醇水平升高所引起的睡眠障碍有关。

总之，皮质醇过度活跃对我们必不可少的睡眠有着负面影响，它既对睡眠的性质有负面影响，又对睡眠的持续时间有负面影响。此外，我们还可以从细胞层面找到睡眠不足和这类普遍存在的严重危害之间的关联性。我们的每个细胞都包含数百个名叫线粒体（mitochondria）的豆状物质，它能为细胞的正常运转提供所需的能量。而缺乏睡眠不仅会使皮质醇升高，还会对负责提供能量的线粒体提出极端要求。缺乏休息或长期的压力不仅会导致线粒体损伤，还会对大脑中与记忆、运动和决策相关的区域产生负面影响。睡眠对皮质醇、线粒体及进入血液的 DNA 的影响为我们提供了线索，可以说我们的韧性与我们的休息密切相关，如果得不到休息就会导致压力、焦虑和抑郁的增加。而这些状态作为一种信号意味着我们将无法适应、无法成长、无法建立韧性。

我们可能或多或少都认识一些不需要那么多睡眠的人，他们确信即便自己每晚睡眠时间远少于 8 小时也可以保持最佳效能，也能维持健康。然而据研究人员估算，真正能够不受睡眠时间短的负面影响干扰的人少之又少，其比例大概是千分之一。仅就美国而言，据医学机构估测，大约有 5000 万～7000 万成年人受到慢性睡眠紊乱的困扰，而其中绝大部分人如果每晚能多睡 60～90 分钟就能更快乐、更健康、更安全。

睡眠和情绪管理

如果别人昨晚没睡好觉，我们很轻易就能看得出来，因为我们知道如果自己没睡好，我们就会是这个样子。然而，加州大学伯克利分校的研究人员却发现睡眠不足不仅会影响我们的情绪，还会影响我们解读他人情绪的能力。

能否识别和读懂他人的情感表达直接影响着我们关于何时以及如何与他人进行接触的决策。如果不能读懂他人的情感表达，我们甚至可能会体验到不必要的回避反应甚至是焦虑。由于我们每天都要面对各种各样的社会互动，对于我们来说，读懂他人情绪的能力至关重要，这种能力能帮助我们去管理我们要面对的各种社会互动。

对某些人来说，准确解读面部表情的能力属于基本的专业技能。比如说，对于执法人员或军事人员来说，这种能力有助于他们识别出战前的征兆并化解有可能出现的暴力局势。对于其他人群——如医疗专业人员、教育工作者、运动员、女性和新晋父母来说，这项能力同样是非常重要的。

在一项研究中，18 名年轻人要按照要求观察 70 张图片，这些图片展示了各种面部表情——从中立到友好到威胁。参与者分别在两种不同的状态下进行观察，一种状态是昨晚有完整的睡眠，另一种状态是昨晚通宵熬夜。

结果是显而易见的。fMRI 扫描显示，在睡眠不足的情况下，大脑中与情绪识别有关的脑区活跃不起来，导致参与者无法准确辨别出一些共识性的面部表情，诸如友善的表情和威胁性的表情。当参与者看到有威胁性的面孔时心率也没有变化，这种疏忽反应令人担忧。因为大脑和心脏作为一种引发痛苦的必要的信号中枢，它们能够让身体对威胁刺激做出及时的反应，能够让身体动起来。而它们的疏忽和麻木会导致危险的结果。

总结一下，研究表明，连贯一致的、恰当的睡眠模式不仅能强化我们对日常社会交往进行管理的能力，而且能让我们在可能的威胁面前及时做出反应。

睡眠和记忆存储

如果你想在未来回忆起一些特定的信息，你真的需要睡眠。睡眠是决定编码质量以及记忆和回忆过程的关键因素之一，而这些过程也就是我们大多数人所理解的记忆过程。

我们会在第五章中更详细地讲解记忆及其不同的类型。不过，现在我们要问你几个问题，这些问题会调用到你自己的短时记忆或长时记忆。

你是否曾经为了准备第二天的考试或发言或演讲而通宵达旦？是否有过放弃睡眠拼命想要学完所有你需要记住的内容？如果你有过这种经历，那么效果如何？

答案几乎是肯定的，效果并不理想。

为什么？

因为大脑在睡眠期间会对各种层次的记忆进行优化整合。睡眠不足会削弱印记过程，同时会降低提取回忆的可能性，在压力状态下更是如此。

这种通宵达旦的"抱佛脚"的常见结果就是：虽然我们在一刻不停地学习，但是也恰恰是这种一刻不停的状态使我们在考试或者演讲等重要事件之前感到一种需要"再复习一遍"的冲动。换句话说，我们用成倍的时间努力学习，而又无法摆脱这种做法带给我们的压力。其症结就在于，睡眠对于信息的编码过程和回忆提取过程都是至关重要的。由于无法实现信息编码，我们为了让知识在短时记忆中"保鲜"，就不得不不断地复习。

这实际上造成了双重问题——一方面，我们受到了睡眠不足的负面影响，并进一步关联性地导致无法实现信息编码；另一方面，我们不得不依赖于我们的感官和短时记忆，但是它们的容量又都非常有限。结果就是，我们发现自己陷入了一种事倍功半的局面。

创造记忆、储存记忆和找回记忆的能力在保证我们的生活质量、学习质量和职业表现方面扮演着重要角色。如果能够对睡眠进行良好管理，那么我们就能朝着正确的方向再向前迈进一步，最大限度地确保我们的学习、回忆和表现都能体现出我们的最高实力。

如果我们不能对睡眠进行良好管理，这对我们在工作场所内外的影响都会非常显著——而且这种影响也不仅仅体现在个人层面上。有时候，睡眠债和缺乏睡眠引发的能力崩塌会导致全国性甚至是全球性的重大事件。有时候，这种影响范围或许没那么广，但是其对个人层面的影响程度却是毁灭性的。以下是几个案例，我们先从两场核灾难说起。

三里岛（1979）

三里岛事件被认为是美国本土发生的最严重的核事故，而究其原因，竟然是因为睡眠不足而导致的人为失误造成了这场灾难。睡眠不足的轮班工人没有注意到反应堆核心需要冷却剂，导致核反应堆的部分熔毁。

切尔诺贝利（1986）

乌克兰的这起核电站爆炸事故是史上此类事故中最严重的一起，它释放了大量的放射性粒子，覆盖了苏联西部和欧洲的大部分地区。这场灾难到底影响了多少人的生命，至今仍是未知数，但是据估计切尔诺贝利周边地区在数千年内都不再适宜生存。核电站是在工程师工作了 13 个小时之后发生爆炸的，而调查人员认为事故原因与睡眠不足有关。

埃克森·瓦尔迪兹号油轮漏油事件（1989）

据说舵手和船员们历经 22 小时的轮班后，这艘超级油轮在阿拉斯加搁浅了，彼时三副已经在打瞌睡了。这艘油轮泄漏了25.8 万桶原油，对野生动物和海岸线都造成了严重破坏。该事故至今仍在对阿拉斯加的海岸线产生后续的负面影响。

加拿大国家铁路公司火车相撞事故（2001）

两列加拿大国家铁路公司火车相撞，溅溢 3000 加仑柴油。其中一列货运火车上的两名驾驶员患有睡眠呼吸暂停综合征，由此导致慢性失眠。经过调查，加拿大运输安全委员会裁定这场灾难是由疲劳造成的。

法航 447 航班（2009 年）

这架从巴西飞往法国的飞机在大西洋坠毁，机上无人生还。官方报告称该航班的飞行员在执行飞行任务的前一晚只睡了一个小时。在飞机遭遇热带风暴时，飞行员正在打盹。

北线地铁出轨（2013）

地铁北线列车的工程师每天都运载着大量的纽约市民，但是他在驾驶期间睡着了，造成列车出轨。事故导致 4 人死亡，61 人严重受伤。

疲劳驾驶

据美国国家交通安全管理局估算，在美国每年因司机过度疲劳驾驶造成的死亡数量大约为 1550 人。由疲劳引发的交通事故的数量可能会更高。

无独有偶，一项针对 1000 名英国司机的研究表明，很多司机在开车时都会忽略困倦的迹象，而近 1/3 的司机即使感到困倦，也会选择继续开车。

2000 年澳大利亚联邦政府的一项调查显示：与疲劳有关的交通事故造成的成本约为每年 30 亿美元。由澳大利亚的阿德莱德睡眠中心进行的一项研究发现，连续 17 小时没有睡觉的人发生事故的概率是非疲劳人群的 2 倍，而连续 24 小时没睡觉的司机发生事故的概率提升至 7 倍。

疲劳和医疗事故

研究表明：培训期的医生由于执行 24 小时轮班制而容易欠睡眠债，而这会令他们更易做出错误判断。研究发现欠睡眠债的医生会有以下现象：

● 相较于 16 小时倒班的医生，发生严重医疗事故的概率高 36%。

● 诊断错误的概率高出 5 倍。

● 在连续工作 20 小时后，被锐器弄伤的概率高 61%。

● 如果在连续工作 24 小时后开车回家，那么遭遇机动车事故的风险高出 2 倍。

考虑到医务人员在认知方面的要求很高，我们几乎可以预见到这些错误会随着疲劳的增加而增加。无论在什么背景下，无论对什么职业来说，睡眠对我们的基本影响都包含以下几方面。

睡眠不足会妨碍决策

决策是一个动态的过程，它需要一个人对变化的环境中所发生的事情保持不断的学习，这就包括能够识别并理解新信息。华盛顿州立大学睡眠和效能研究中心的保罗·惠特尼博士（Dr. Paul Whitney）和汉斯·凡·东恩博士（Dr. Hans Van Dongen）与澳大利亚维多利亚州的墨尔本皇家理工学院的梅林达·杰克逊博士（Dr. Melinda Jackson）共同进行了一项研究，研究揭示了睡眠不足对我们的决策能力的影响有多么显著。

实验要求 13 名健康的成年人连续 62 个小时不能睡觉，而另外 13 人可以休息。在持续六天六夜的实验中，所有参与者都住在一间类似酒店的实验室里，他们要执行一项任务，该任务旨在测试他们利用反馈来指导后续决策的能力。在任务中，研究者会向参与者展示一系列预先分配好的数字，这些数字要么带有"动"的性质，要么带有"不动"的性质。他们只有不到一秒的时间来决定是否对每个显示的数字做出回应。每当他们对一个有"动"值的数字做出正确的反应时，他们就能获得虚拟的金钱奖励。而每一个错误反应都会导致虚拟财富的损失。最终，两组参与者都学会了如何成功地执行任务。

这时，研究人员引入了真正的挑战，他们将既定规则进行了反转，参与者现在需要抑制住对"动"值做反应的冲动，而对"不动"值做出积极反应。

结果一目了然。13 名可以休息的参与者都在 8 ~ 16 轮数字回合内就能够对调整后的规则进行反应。而缺少睡眠的参与者在进行了 40 轮数字回合之后，正确反应的数量仍然近乎为零。该数据表明，无论一个人有多么想要做出正确的选择，无论他有多么努力，睡眠不足会都限制大脑功能，妨碍他们使用反馈进行有效的决策。

而这一效应对国家经济的总体影响是惊人的。

睡眠不足和经济

美国疾病控制与预防中心（CDC）和英国国家卫生署都不约而同地将睡眠不足列为一种公共卫生流行病。

它的确是一种流行病，它会导致员工的懒散、喜怒无常和决策失误，由此限制他们的效能和生产力，进而损耗国家经济。

根据《职业和环境医学杂志》（*Occupational Environmental Medicine*）的一份报告显示，在美国，疲劳员工造成的与健康相关的生产力损失每年高达 1364 亿美元，这比非疲劳员工带来的此类成本高出约 1000 亿美元，而这些成本都需要由美国的雇主来埋单。

加拿大的一项研究测算出患有失眠症的员工每年因睡眠困难导致的工作效率降低，其体量相当于 28 天的生产力损失。美国的研究人员发现，在承认自己患有严重失眠症的被调查者中，有 15% 的员工承认自己近期在工作中犯过可能会造成严重后果的致命错误。而在睡眠充足的群体中这一比例仅为 6%。

在英国，私人医疗保健组织 BUPA 进行了一项研究，他们通过对 1 万名有工作的成年人进行分析发现：睡眠不足导致的病假和生产力降低带来的经济成本约为每年 16 亿英镑。在接受调查的人中，有 27% 的人承认自己经常在疲惫的状态下上班，有 24% 的人承认疲劳导致自己的生产能力低下。

让我们付出代价的不仅仅是缺乏睡眠。另一项针对 2000 名英国雇员的 BUPA 调查显示，超过 60% 的人的午休时间经常达不到 20 分钟——20 分钟是国家要求的最低午休时间；有 28% 的人表示自己在一整天的工作中都没有片刻的休息。30% 的受访者表示没时间吃午餐会让他们感到身体不适，40% 的人表示这损害了他们的生产力。

我们将在第四章再讨论营养的重要性。我们打算用最后一点时间讲讲小憩的价值，然后结束本章。

我们需要打盹

英国作家兼记者萨姆·霍奇金森（Sam Hodgkinson）建议"当情况变得艰难时，打个盹吧"。这句话如一记响亮的耳光，打在那些期望自己的员工能每天不间断工作的商业领袖和经理人的脸上。

如果你觉得这句话与其说是一种积极的选择倒不如说是一种逃避，那你就大错特错了。很有可能，你陷入了一种固有的迷思，认为打盹与缺乏进取心或者缺乏动力有关，认为只有老人或小孩才可以名正言顺地打盹。

我们在前面探讨过睡眠是人类的一种普遍需求，事实上小睡是这种普遍需求的另一种形式。实际上，人类历史上的一些最有创意、最有权力、最有影响力的人物都喜欢小睡。这些人包括温斯顿·丘吉尔、约翰·肯尼迪、阿尔伯特·爱因斯坦和列奥纳多·达·芬奇，他们都喜欢小睡——也都深知小睡的好处。这些好处包括：恢复警觉性，减少错误和事故，提升整体效能。

例如，美国国家航空航天局（NASA）的一项研究发现，40分钟的小睡能让飞行员和宇航员的效能提升34%，使他们的警觉性提升100%。一项相关的研究发现，当副驾驶员接手飞机执飞任务时，如果飞行员能睡上25分钟，那么他打瞌睡的概率是没有这么做的驾驶员的1/5。而且他们在起飞和降落的过程中犯错的可能性也相对更低。

如果小睡的时间够长，长到能够经历一次快速眼动睡眠，那么小睡似乎还能提高创造力。当研究被试们要面对一系列创造性问题时，在测试前小睡时间足够长的参与者，比那些面临同样问题但是不能小睡的参与者的表现要高出40%。那么，我们顺理成章地免不了要问一个问题："小睡的方式有没有好坏之分？如果有的话，什么是最佳的小睡方式呢？"我们会在本章的下一部分回答这个问题，并给出一系列实操建议，接下来我们将一起进入休息和恢复的管理流程。

在此之前，我们先对本章内容进行一下总结。

小结

- 睡眠是增进表现的头号武器。

- 睡眠对我们的身体、心理、社会和经济实力都有影响。

- 睡眠中会释放生长激素，所以说你会在睡眠中长高。

- 大脑需要休息和停转，这是我们所有人的基本驱动力。

- 在睡眠的过程中大脑会进行排毒，从而维持它的日常强韧。

- 入睡时，大脑会把你白天学到的东西储存到记忆中去。

- 打盹是一种无处不在的生理需求——而且打盹对我们大有裨益。

- 失眠会削弱大脑的能力，也会降低其他各系统的能力。

- 睡眠负债是个沉默的杀手，它会日积月累的损害健康、降低表现。

- 良好的休息是保持意志顽强的要素之一。

- 稳定的睡眠模式对情绪、注意力、锻炼和/或协调肌肉以及进行决策都有积极的影响。

管 理 流 程

我们的建议

有意识地、持续地对你的休息和恢复进行管理。

途径如下：

1. 创造机会并抓住各种机会进行主动和被动的休息。

2. 知道如何以及何时打盹——然后付诸实践。

3. 工作中至少每 90 分钟要休息一下，以此休息来重新赋能。

4. 探索你的最佳睡眠时间表，然后遵照执行。

5. 把自己的卧室环境打造成适宜休息和睡眠的样子。

6. 学习放松技巧并加以练习。

7. 睡前建立一种"放松"的习惯。

8. 如果深夜你会从睡眠中醒来，建立一种返回睡眠状态的有效流程。

休息过程

休息有多种形式，有主动的、也有被动的。虽然睡眠是一种最明显的——也是最基本的——休息方式，但是我们也能通过其他各种不同的方式进行恢复。

主动休息包括身体运动，被动休息则不然。主动休息包括散步、徒步旅行、拉伸等，甚至购物都能算得上是主动休息的例子。被动休息则包括诸如：看电视、看电影、读书、听音乐、泡澡和开怀大笑等。

你能否好好休息，首先取决于你是否愿意将主动休息和被动休息的时间安排到你每天和每周的日程计划中去。别忘了我们的整体韧性水平是由休息和恢复的连贯性及其质量所决定的。我们必须有主动的意愿和动机去进行好好的休息，这和我们想要做好其他任何事情都需要有做好它的动机是一个道理。为了让这件事不那么难，建议你选择对你最有吸引力而且最容易实践的休息方式，然后尽可能将这些方法融入你的日常生活中去。如果有额外的休息机会意外降临，就要像那些优秀的规划者一样，抓住机会并加以充分利用。

记住，我们的目标是利用休息来创造完整的恢复过程（所谓恢复是指在经受了一天的压力之后，身体上、精神上和情感上的恢复）并乐在其中，而不必纠结这些压力究竟是什么及压力发生的原因。面对忙碌而丰富的生活，面对与日俱增的复杂性和日益增长的要求，我们必须以一种有意识且有组织的方式来应对压力，否则我们自己可能都会忘记休息的重要性。

制订休息计划

在前一章中，你已经对自己的身体运动水平进行了考量并且制订了你自己的个人训练计划。现在要做的就是针对休息和恢复做一遍同样的事。

先简单回顾一下你在日常的工作周内进行主动休息和被动休息的次数以及休息方式，然后：

a）根据你所参与的活动判断你是否需要更多的休息和恢复时间。

b）确定在什么地方/什么时候可以增加休息和恢复环节。

c）选择你觉得最有吸引力的、最有益的且最易于付诸实践的主动和被动休息方式。

d）将计划付诸行动。

e）根据效果对计划进行回顾，酌情进行必要的调整。

一种最强效、最能唤醒活力的休息方式就是小睡。

如何打个好盹

如何才能充分发挥小睡的效力，以下是一些建议。

• 小睡的最佳时间因你的起床时间而异。例如，如果你早上5点起床，那么可以把小睡的时间规划在下午1点。如果你早上9点起床，那么可以在下午3点小睡一会儿。

• 如果你没有条件总在同一时间小睡，那么你可以把打盹的时间大致安排在下午。据研究显示，根据人类的本能需求，我们需要在下午花相对较短的时间打个盹，然后在晚间花更长的时间睡个好觉。所以说下午打盹是一件很自然的事情。

• 提前计划。如果你知道自己在夜间的睡眠很少，甚至几乎难以在夜间入睡，那么就把白天小睡的时间延长，可以在每天安排2小时的小睡时间。研究表明，2小时的小睡可以在长达24小时的周期内起到提高警觉性的作用，而且在抵消睡眠不足的负面影响方面，这种有计划的小睡的作用更胜于补觉型的小睡。

• 创造宁静的环境：在安静、黑暗的地方，在适中的室温下，在不受打扰的情况下小睡。

• 使用冥想技巧和呼吸技巧来帮助你快速进行深度放松。

● 一个常规原则是：不要让小睡的时间太长，把小睡的时长安排在 10 ~ 30 分钟之间，以此避免睡眠惯性。

● 为了避免扰乱晚间睡眠，小睡不要超过 90 分钟。

● 设个闹钟来叫醒自己。在白天，我们在知道自己会被及时叫醒的情况下更容易放松和入睡。

● 在重新回到日常工作生活之前，给自己充分的时间完全清醒过来。通过深呼吸并逐渐加强呼吸力度，辅以简单的运动（如走路）来把自己带回到一种完全警醒的状态。

每个人都应该小睡吗

小睡对大多数人都有好处。如果你发现以上这些小贴士根本不适用于你，那么我们的建议是"把小睡这件事抛在脑后"，同时尽可能确保自己在夜间能够保质保量地进行睡眠。

再强调一下，如果你正在经受失眠的困扰，那么白天不要小睡。

对其余的人来说，小睡是我们进行休息和恢复的有效方法。不过，一个不言自明的忠告是，只有在你公司的组织行为和工作规范允许的情况下你才能在工作时间内安排小睡。另外，如果你知道自己要上夜班，在上班前先小睡一觉可以提高你在夜班期间的警觉性。

试试漂浮疗法

漂浮疗法（Flotation）—限制环境刺激疗法（REST，Reduced

Environmental Stimulation Therapy）是指通过仰卧漂浮在溶解了镁盐的水中来减少大脑和中枢神经系统的感觉输入。漂浮疗法的历史可以追溯到 20 世纪 50 年代，关于大脑对感觉剥夺环境的反应的相关探索启发了漂浮疗法的尝试。研究发现，在感觉剥夺的情况下人们并不会昏昏欲睡而是保持完全清醒。然而，漂浮体验能够减少来自视觉、听觉、嗅觉、味觉、热觉、触觉器官及来自前庭、重力和本体感受通道的信号。想想看，我们有多少时间因为必须保持警醒而感到压力，漂浮疗法被证明能够有效降低我们的压力感；提升放松程度；降低心率、血压、血液中的压力激素皮质醇；缓解疼痛、焦虑和抑郁的感觉。

在一天中找时间短暂休息一下

如果你的环境和时间表允许的话，每小时休息 5 分钟——如果你有时间的话，可以把休息时间再延长一点（当然，如果你每 90 分钟才能进行一次休息的话，就更要延长休息时间了）。

为什么？

因为无论你对自己的注意力有多么自信，实际上我们的注意力的持续时间是很有限的，如果工作强度较大的话，甚至将注意力集中状态保持 45 分钟都是我们的能力上限了。实际上，如果条件允许，我们的建议是进一步缩短休息的频率。通过规律地暂停工作或者有意识地进行休息，你能够优化大脑功能，提高整体表现。

提高休息频率能够让我们主动跳出眼前的任务，这不仅能帮我们提升更长远的表现，而且还能通过激活和引导我们的无意识思维过程来优化决策。

来自伊利诺伊大学香槟分校的研究人员发现，在让参与者完成脑力要求较高的任务时，在经历了一天的脑力劳动之后，休息最多的那组参与者展现出了最高的心智能力。

在阿姆斯特丹大学进行的另一项研究中，研究人员对两组大学生提供了一些特定的条款，要求他们基于这些条款选择一辆想要购买的汽车。其中一组学生只需要关注选车的任务。而对另一组学生则进行故意的打断，为他们分配一个全新的任务，要求他们完成这个任务之后才能回到初始的那个选车的问题。哪一组大学生能在选车相关的任务上做出最佳决策？答案是被打断的那一组。研究人员的结论是：这种打断不仅让学生们具备了有意识的分析加工技巧，而且——也是更重要的——它给学生提供了一个休息的机会，启动了一种有利于继续解决原始问题的无意识思维过程。研究结果支持了研究人员的初始假设，该假设被称为"非注意沉思假设"（deliberation-without-attention hypothesis）。

下面列举了一些你可以在短暂的休息期间选择的活动。

动起来

只要走几分钟就能让你恢复精力，同时能增加大脑的血液流动，如果你这一天的大部分时间都坐在电脑屏幕前，那么走一走对你格外有好处。如果可以的话，最好出去走走，呼吸点新鲜空气。

闭上你的眼睛

当你闭上眼睛，让大脑暂时关闭，即便只有短短的一会儿时间，我们的大脑就能进入 Theta 波状态，这种状态类似于我们进行冥想的状态，由此一种平静而又专注的感觉会油然而生。

进行呼吸练习

如果你需要让自己平静下来，请使用横膈膜呼吸法（dia-phragmatic breathing）。先放松你的肩膀、你的手臂和你的腹部。然后轻轻地深深吸气，尽量把气息带到腹部，同时想象你的气息一直向下沉至肚脐下两厘米处。在这里屏住呼吸几秒，然后用鼻子呼气，呼气时轻柔地压缩腹部。在呼气的同时让你的肩膀和身体的其他部分进一步放松。每组进行四次这样的呼吸。我们会在第六章进一步讲解横膈膜呼吸法。

如果你想要恢复自己的精力，同样要首先放松你的身体，接着通过你的鼻子使劲地深深吸气，尽可能地提升胸腔，让肺部充满空气。然后以同样的力度呼气，这次是通过你的嘴呼气。同样的，按照一组四次进行重复。

如果想要把恢复精力和获得平静的两种益处相结合，可以采用一种简单而又有效的呼吸流程，这种流程需要使用 1-4-2 计数。先从比较小的数字开始——比如从数字 3 或 4 开始——以此来评估你的能力。假如你从数字 3 开始，用三秒钟时间通过鼻子慢慢地深深吸气，同时延展你的腹部。然后屏住呼吸 12 秒，同时放松你的身体。最后用嘴呼气，整个呼气过程要持续 6 秒钟。这样算完成了一次呼吸循环。在进行下一次循环之前先做一次正常呼吸。根据你的休息时长不同，我们建议你重复 4 ~ 10 次，随着重复次数的增多，逐渐增大你选择的基数值，直到你能力的上限为止。

冥想

我们会在第六章更多地谈论冥想的好处及其方法。唯一需要在本章强调的是呼吸控制，尤其是上面提到的缓慢的横膈膜呼吸，这是大多数冥想练习的核心。如果你正打算尝试我们刚刚介绍过的有助于平静的呼吸法，你可以在此基础上闭上眼睛，体会气息的吸入、循环和呼出带给身体的变化，同时在心里进行默数。特别关注肚脐下方两厘米左右的位置，感受它随吸气而轻轻地向外移动。想象气息一路向下到达这个位置并在这里打转，然后再被呼出。冥想能帮你从已经完成的工作中脱离出来，同时让那些关于未来工作的思绪逐渐离你远去。

听音乐

这是另一个我们将在第六章进行更全面讨论的主题。我们确信，读到这里，你如果听说音乐会影响大脑——而且不同类型的音乐对大脑的影响方式还有所区别——肯定不会感到惊讶。所以如果你想利用短暂的休息平静下来，你可以选择听一首能让自己舒缓放松的音乐。如果你想恢复元气，可以选择一首能够让自己不由自主地跟着它打节奏的动感音乐。在睡觉的时候播放音乐似乎是一种有违直觉的做法，但是最近有研究发现，当大脑处于深度睡眠时，播放某种特定频率的声音能够延长有助于治疗、巩固和学习的睡眠阶段。考虑到个体差异，这种方法可能并不适用于所有人，但是它可以成为很多人的选择。

换换脑子

我们已经在前文中解释过，切换到其他的心理活动能够启动你的无意识思考过程，这有助于你回过头来重新应对自己当前的任务，而且这么做能帮助你重新恢复能量。

我们建议您根据自己可用的时间以及休息的目的，从上述介绍的几种活动中选择一项或将多项心理活动进行结合。不过无论你选择采取哪种心理活动，一定要记得远离你的电脑屏幕。

管理你的最佳睡眠时间表

我们的睡眠节奏也被称为昼夜节律（circadian rhythms），会对我们产生深远的影响。我想很多人都能确定自己是属于"早起的鸟儿"还是属于"夜猫子"。我们越是清楚准确地了解自己的睡眠偏好，我们就越容易抓住每个机会去满足这种偏好。

如果你有一到两个星期的时间（可能需要两个星期）来进行一项完整的实验，你可以通过如下方式来判断自己的昼夜节律：

1. 禁止使用闹钟。

2. 每天晚上在同一时间上床睡觉。

3. 一直睡到自然醒，而且是那种你准备要起床的自然醒。

4. 注意你睡醒的时间和整个睡眠时长。

我们之所以建议需要两周的时间来确认你的自然睡眠节奏，是因为如果在开始实验的时候你还欠着睡眠债，那么你需要一段时间来恢复；只有当你还清睡眠债达到平衡时，才会进入自然的睡眠节奏。

或者，如果你真的没有时间做这个实验，那就问问自己，你本能地更倾向于几点上床睡觉（例如，晚上 10 点到 11 点之间），你更喜欢几点起床（例如，早上 7 点到 8 点之间）？

对我们大多数人来说，不得不面对的现实是：我们的日常生活及其相关的规矩不允许我们按照自己喜好的昼夜节奏来生活。我们得先认识到这种不平衡，才能制订计划来寻找补偿的方法。例如，如果你的日程安排要求你早起，而你又不是一个喜欢早起的人，那么你起床后第一件事就是先进行一些锻炼，并且利用光线来增加大脑的血液流动和大脑活动。

光线与睡眠

是的，我们说过要利用光线。我们的大脑和身体会对自然的 24 小时昼夜光线交替做出反应。光亮使我们清醒过来，并帮我们保持清醒状态；黑暗能够促进睡眠。这个过程的核心是褪黑素（melatonin），它是由位于大脑中央区域附近的松果体（pineal gland）分泌的一种激素。在白天，我们需要保持警醒，我们产生的褪黑素相对较少，当夜幕降临，我们开始准备睡觉，就会生产更多的褪黑素。我们日常生活的诸多方面都会干扰褪黑素的生产，进而干扰我们的昼夜节律。举个例子，假如你在一间远离自然光线的办公室里工作，你可能会发现自己容易变得昏沉，原因在于褪黑素的水平升高。反之，假如你在上床之前盯着电脑屏幕或者电视屏幕看了几个小时，你会发现在屏幕前的时间越久入睡就越困难。

幸运的是，我们可以通过一些相对简单的方法来控制褪黑素的分泌，从而调节睡眠节奏。

你可以通过以下方法来增加白天自然光的照射：

- 早上第一时间到户外去，到自然光线中去，哪怕只有几分钟。

- 除早晨以外，在其他时间一有机会就到室外去。

- 摘掉你的太阳镜。

- 拉开窗帘，打开百叶窗。

- 把你的办公桌安置在尽可能靠近窗口的地方。

你可以通过以下方法增加褪黑素在夜间的分泌：

- 晚上早一点关掉你的电视和电脑。

- 在睡觉之前听一些舒缓的音乐。

- 做一些放松练习，然后准备睡觉。

- 把明亮的灯泡替换为低功率的灯泡。

- 确保你的卧室是黑暗的。

连贯性是决定睡眠质量的一个重要因素，它也决定着与睡眠相关的休息和恢复的质量。以下是一些额外的提示。

好好睡觉

- 避免饭后瞌睡。

- 如果你已经感觉昏昏欲睡，但是此时上床睡觉又为时过早，那就做点什么来刺激你的大脑。

- 快到该睡觉的时间，利用一些活动和刺激来帮助你放松和松弛下来。

- 一张舒适、宽敞、撑托感好的床，值得你为它多花点钱。

- 睡觉时让脖子保持在一个中立位上，因为这有助于减少位移，也能降低醒来时脖子僵硬的概率。

- 卧室的温度保持在 65 华氏度（18 摄氏度）左右。如果房间太热或太冷，可能会影响睡眠质量。

- 尽可能让你的卧室保持安静。（如果有必要，可以考虑使用耳塞。）

- 让你的闹钟背向你，确保你在半夜醒了也看不见时间，因为看时钟很可能会让你开始思考。

- 确保你的手机已静音或处于"飞行模式"。

- 与你的卧室建立一种刻意的身心联系——只用卧室来睡觉和做爱。⊖

⊖ 做爱是唯一一种能够让人产生困意的刺激性的体力运动。

- 避免晚上吃太多。

- 避免饮酒。尽管睡前一杯酒可能会让你入睡更快，但是饮酒会使更多的睡眠时间停留在睡眠周期的第一阶段和第二阶段，那么留给复原性的第三阶段和第四阶段的时间就变少了。

- 晚上尽量避免摄入太多水分，这会导致你为了上厕所而起夜。

- 控制咖啡因的摄入量。最好在后半天不要喝咖啡。

- 还有，好好看看你经常服用的各类维生素补充剂和营养品，其中很多都含有兴奋类成分，这会影响晚上的良好休息。

睡好觉与吃零食

如果你必须在睡觉前吃点东西——而且吃零食不会打扰到你的睡眠，那么你需要仔细选择食品。你可以试试吃一些含有色氨酸（tryptophan）的食物，色氨酸是一种有助于睡眠的氨基酸。色氨酸之所以能让我们产生困意，是因为它有助于产生 5-羟色胺，这种化学物质能够影响我们的放松水平，而且它还能反过来制造褪黑素。比较好的夜宵零食包括：

- 麦片和牛奶。
- 香蕉。
- 杏仁。
- 小松饼。

睡好觉与锻炼

我们在第二章的末尾把休息和锻炼的关系描述为"阴和阳"

的关系。虽然本书的每一章节的内容不存在严格的顺序关系，其中的练习也可以按照任意顺序来进行，但是每个部分都是相互作用的。这就是为什么我们会把各个部分组成一个名为P. R. O. C. E. S. S. 的整体流程。如果你读过第二章，你就会知道假如你经常锻炼身体，你就更容易拥有又香又甜的睡眠。

在晚间，可以通过一些能够使身心得到放松和平静的运动——比如瑜伽——来帮你为睡眠做好准备。在临睡前应避免剧烈运动。

睡好觉与控制焦虑

这个主题也与本书中的另一个章节有明显的关联——第六章，关于情绪的管理。

负面情绪——诸如愤怒或担心——不仅会导致难以入睡，而且也会让睡眠质量下降。有时候，我们会体验到类似于残留压力（residual stress）⊖的感觉，我们本以为已经摆脱了当天的压力，但是在我们进行回顾并对自己的表现进行评价的时候，这种压力又冒了出来。而另一些时候，我们的压力并不源自于过去，而是由对未来的思虑而引起的。

如果你对明天感到焦虑，你可以把必须做的事情列出来，勾

⊖ Residual stress 对应的专业术语为"残余应力"，指工件在各部位已无温差且不受外力作用的条件下存留下来的内应力。在此处，作者借助该词以一语双关的方式来形容残留的压力，故此处使用双关语的内涵意译，而没有采用通常的直译。——译者注

掉已经做好的事情，重点标注出那些你已经准备好要做的；告诉自己——展示给自己看——你做事井井有条，因此，你可以准备睡觉了。

无论你焦虑的原因是什么，你都可以通过一系列例行的睡前准备动作来使自己放松和松弛下来，这会增加你晚上获得良好休息的可能性。

你的睡前习惯

热身能让你为锻炼做好准备，让你的锻炼既安全又有效；与之类似，保持松弛和放松的状态能够让你睡个好觉。与热身一样，放松的关键同样是要让身体和精神都为接下来即将发生的事情做好准备。你可以从打算睡觉之前的 30 分钟左右开始慢下来。记住，你的大脑一直在急速运转，而这不利于睡眠。因此，我们需要通过一些例行动作来帮助自己慢下来。

我们刚刚提到的"准备做"的事项清单和"已完成"的事项清单可以帮助你整理思路。轻柔的放松练习或呼吸技巧也有帮助。泡热水澡或热水淋浴会使你放松并改变你的体温，这都是有效的引发睡眠的征兆。你可以选择听一些舒缓的音乐，抑或找一些其他的方法让自己在上床之前逐渐慢下来，而且要有明确的上床睡觉的时间。正如我们在前面所说，如果想要睡得香，那么睡眠的稳定性是一个强大的盟友，原因在于你的神经是以一种一贯性的模式发射信号的，因此一定要专门安排一个确切的睡觉和起床时间表。

建立一种睡前习惯，实际上就是在建立一种强大的"大脑—身体"联结；像所有的习惯一样，睡前习惯会越来越容易实践，同时也越来越容易带来积极的结果。

不过，有时候，即使我们很容易入睡，但我们却发现自己会在夜里醒来。我们同样需要知道如何对这种问题进行最佳的管理。

回归睡眠

首先说明一下，以下建议仅供容易在夜里醒来，又难以继续入睡的这类读者参考。即使是睡眠最好的人也会在睡眠中短暂醒来，这其实是一种常见情况——有时候，夜间醒来的时间非常短暂以至于人们都不记得自己醒过。所以，如果你能够意识到自己夜间醒过，而且挣扎着难以继续入睡，那么可以参考以下做法：

- 不用改变你当时正在想的问题。相反，允许自己继续思考脑海中的问题。（如果你试图改变问题，你有可能会制造内在的冲突和/或引发其他不必要的想法。）

- 用 5 ~ 10 分钟时间逐渐放缓思考的速度。

- 有意识地放慢你的呼吸频率，以此来帮助减缓思考速度。

- 刻意地打哈欠——或许可以尝试每分钟打一次哈欠。

- 释放自己，让自己慢下来、放松下来——把关注重点放在放松的感觉上，而不要总想着让自己继续回到睡眠状态。

你或许会好奇为什么"数羊"这种方法没有出现在我们的建议清单上，原因在于属羊（或者数其他任何动物）可能在两个方面带来挑战：

1. 想要专注地数羊，你必须停止思考醒过来的时候脑子里正想着的事情，而通常这很难实现——因此我们的建议是单纯地放慢思考的速度，而不是切换思维。

2. 如果你数羊的时候想象着绵羊的画面，它们很可能会跟着你思维的速度快速地"移动"——所以，如果你想使用数羊这种技巧，那么要有意地让羊逐渐地慢下来，同时辅以其他技巧。

对于轮班工作的人，通常还要额外面对两个问题，即如何在白天睡好觉，以及如何在夜里保持通宵清醒。

睡好觉与倒班工作

对于需要倒班工作的人来说，如何建立一种能够令人精神焕发的睡眠时间表，实在是个很棘手的问题。你可以尝试以下的建议来尽可能为自己创造必要的睡眠稳定性。

• 比较理想的选择是尽量控制连续换班的数量。如果做不到这一点，就避免频繁地换班，这样你至少可以建立相对规律的作息时间。

• 掌控好光线。在晚上醒来的时候使用明亮的灯光，如果可能的话，最好在夜间工作场所使用日光灯。如果你早上回家的时候太阳已经升起来了，那就戴上太阳镜来让光线变暗，以此来促进褪黑素的释放来增强睡意。

• 避免在当班的后一段时间摄取咖啡因。

- 利用工作中的休息时间尽可能地动起来。
- 确保你的卧室在白天也能保持安静与昏暗。
- 非工作日，优先考虑用休息时间来补觉，弥补你的睡眠债。

不仅轮班工作会影响我们的自然节律，出国旅行也会。

睡好觉与旅行

以下是一些建议：

- 如果你的旅行目的地在本国东边，从出发前的 3 ~ 4 天开始，把上床睡觉的时间和起床的时间都较常规提前一小时。
- 如果你的旅行目的地在本国西边，反之，将睡觉和起床时间都错后一小时。
- 在飞机上睡几个小时也有帮助。
- 避免在飞机上喝太多酒。
- 如果可能的话，最好下午到达目的地；这会让你更容易启动常规的睡眠习惯。
- 到达后，多吃富含色氨酸的食物来刺激褪黑素的分泌。
- 到达目的地后进行适当的锻炼也会帮助你更容易入睡。

现在本章已临近末尾，让我们回顾一下本章的中心思想：偶尔的睡眠剥夺是很容易调整的。然而，持续的睡眠剥夺并不是一种可持续的策略，它对高水平的表现和健康都有不利影响。它不可避免地会破坏我们的大脑以及与大脑关联的各种亚系统，进而损害我们的效能。

　　休息和恢复是我们生活中至关重要的一部分。我们需要确保我们能够对其进行良好的管控，而且我们的确有能力做到。

　　说到这儿，我们俩都要去休息一下了。

　　如果您想了解关于休息的其他信息，以下列举了一些有用的技术。

可探索的技术

　　AYO 光治疗眼镜

　　"https：//goayo. com/" goayo. com

　　可冷却和加热的床垫

　　"https：//bedjet. com/" bedjet. com

　　Dreem 睡眠跟踪头带

　　"https：//dreem. com/" dreem. com

　　KoKoon 聚焦睡眠耳机

　　"https：//kokoon. io/？ region＝us&country＝usa" kokoon. io

　　Muse 冥想和睡眠头带

　　"https：//choosemuse. com/" choosemuse. com

　　飞利浦智能睡眠—深睡眠头带

　　" https：//www. usa. philips. com/c-e/smartsleep/deep-sleep-headband" usa. philips. com

　　飞利浦智能睡眠—睡眠唤醒转换灯

　　" https：//www. usa. philips. com/c-e/smartsleep/deep-sleep-headband" usa. philips. com

睡眠 2 高峰反应时间应用程序

"https：//sleep-2-peak. com/" sleep-2-peak. com

静音模式睡眠眼罩

"https：//silentmode. com/" silentmode. com

声波睡眠应用程序

"https：//sonicsleepcoach. com/" sonicsleepcoach. com

第四章　贪吃的大脑

大脑启动——本章关注重点

以下是一些关键的事实和知识：

- 营养是大脑的燃料——你的大脑依赖你摄取的能量生存。

- 大脑在休息状态下，消耗的卡路里占比为 30%。

- 健康的大脑有 60% 都是脂肪。

- 过量的脂肪和糖分会妨碍大脑的健康和性能。

- 胃肠神经系统（enteric nervous system）——由控制胃肠系统的神经元相互联结构成的系统——通常被称为"第二大脑"。

- 在我们的胃肠道里有数万亿的微生物。

- 营养是个性化的；食物产生的反应也是个性化的。

- 肥胖可以与认知能力下降画等号，体重影响的可不仅仅是腰部线条。

- 能够减少炎症的食物有助于强化大脑的核心功能——修复和巩固。

- 脱水状态会导致大脑更加卖力地运转，长此以往会限制我们的认知功能。

脂肪、 肠胃和虫子

你可能万万没想到会在"营养优化"这样的章节里碰到这样的标题。$^{\ominus}$你想象中的章节开篇或许应该是下面这样的。

大脑是贪婪的

在我们初次介绍大脑的时候提到过：尽管成年人的大脑平均只有大约 3 磅重，但是它在休息的状态下能够消耗全部热量的 30%。这让大脑看上去很贪婪，对吧？

约翰身形匀称苗条，他的体重大概是 180 磅。这么算来，他的大脑只占体重的 1.6%。然而这 1.6% 却消耗掉了他从食物中摄取来的近 1/3 的热量。更不用说大脑在日复一日地处理问题、进行预测和实施保护的过程中需要消耗多少能量。这恰好能够提醒我们，营养对我们来说有多么重要。从某种意义上讲，当我们进食的时候，我们是在为大脑提供能量。被大脑消耗掉的这么多能量是为了维持正常大脑的电传导，它是大脑保持正常功能的基础。

我们可能会把自己看作一个封闭的能量系统。这意味着我们的大脑依赖于我们摄入的能量。$^{\ominus}$之前约翰曾指出，世界上最好

$\ominus$ 克里斯说：实话说，我也没想到。当约翰第一次看着我的眼睛说出，"脂肪、肠胃和虫子"这些字眼的时候，我觉得他仿佛在进行无差别的人身攻击。

$\ominus$ 我们承认，这是不言而喻的。毕竟你的大脑不能自己出去给自己找吃的，是吧？

的汽车也无法从不合适的燃料中创造出可用的能源，然而大脑与车不同，它具备这种能力。但是，大脑具备的这种能力——无论燃料是否合适，都能保持继续运转的能力——不该成为我们忽视营养质量的原因。实际上，了解这一点之后我们恰恰应该更加注重营养。我们可以通过一些微小的调整来获得短期和长期的收益。

我们能够掌控的事情并不多，但是我们的确可以掌控自己每天吃什么。我们的家庭、工作和社会承诺可能会限制我们进行身体运动的时间。在单位，我们可能不得不每天花大量的时间盯着电脑屏幕。⊖我们的工作时间表可能排得满满当当，并没有充足的时间来进行休息。但是，一谈到我们吃什么、喝什么，吃多少、喝多少的问题，我们是有选择的。而且我们也拥有个人权力来行使这种选择。

我们很容易就能意识到进行营养管理能给身体带来好处。你可以选择一种食谱来帮助自己减肥，或者选择一种有助于增肌的饮食计划。我们都知道我们吃的东西会直接影响我们的外在面貌。然而，我们想说的是你要做的远不止这些。我们应该把营养的摄入——以及 P. R. O. C. E. S. S. 流程中的所有其他要素——视为对大脑具有重要作用的优先因素。进行充分的体育锻炼，给自己足够的时间进行休息和恢复，再结合我们在后面的章节将要介绍的要素，这些做法都会给我们带来很多益处。同样地，通过对

⊖　第五章会对此进行更多探讨。

营养摄取进行良好的管控，我们能够——也将会——获得很多益处。所有要素中占据最高优先级的是指挥官。即便对我们大部分人来说"脂肪、肠胃和虫子"看起来完全不像是一个靠谱的标题，但是从"营养是大脑的燃料"的角度来理解，这个标题的确有其合理性。

让我们先简单谈谈脂肪。

你的大脑近60%都是脂肪。新近的研究表明脂肪酸是影响大脑性能和表现的重要因素。一些研究将大脑损伤与饮食结构缺乏脂肪酸的摄取挂上了钩。看来通过为大脑适当补充脂肪有助于防止某些大脑疾病的发生，进而对学习和记忆产生积极影响。例如，加州大学洛杉矶分校神经外科和生理学院的教授费尔南多·戈麦斯-皮尼拉（Fernando Gomez-Pinilla）表示：很多食物——比如鲑鱼和核桃等——中都含有欧米伽-3脂肪酸，这种脂肪酸就具备上述积极影响。戈麦斯-皮尼拉说："欧米伽-3脂肪酸能够强化突触可塑性，而且它似乎能够积极影响某些分子的表达，这些分子存在于突触之中，与学习和记忆有关……欧米伽-3脂肪酸对大脑的正常运转至关重要。"

但是，需要注意的是，饱和脂肪酸和不饱和脂肪酸的类型多种多样，科学家们仍在努力了解它们在体内是如何运作的。⊖

现在该聊聊肠胃和虫子了。

大脑和肠胃之间的关系不容小觑。事实上，这种关系至关重

⊖ 我们在本章的 P. R. O. C. E. S. S. 流程部分会介绍与脂肪摄取有关的指导建议。

要，肠胃的影响相当深远以至于很多人将其称为"第二大脑"！当使用这个术语时，人们实际上指的是胃肠神经系统。

胃肠神经系统也被称为内源性神经系统，它始于食道——食道是连接喉咙和胃的肌肉管道——终于肛门，贯穿了整个胃肠道系统。胃肠神经系统是一个复杂的网络，由大约 5 亿个神经元构成，这些神经元、神经递质和蛋白质嵌在食管、胃、小肠和结肠的组织鞘中。胃肠神经系统与中枢神经系统之间分布着广泛的相互联系、信息交互的网络。它看似是在大脑和脊髓之外独立运转的，同时又通过发出和接收神经冲动、对情绪做出反应而与大脑存在一些互动。正是由于这种主观上的独立性，加之它对我们整体健康和效能的重要影响，胃肠神经系统被称为"第二大脑"。⊖

的确如此，我们大多数人对情绪和直觉性的感觉（gut feeling）⊜⊜这些词都不陌生，除此以外，我们的胃肠道还在决定我们的生活经历方面发挥着作用。在此领域有着广泛的研究课题也就不足为奇了。

我们的消化系统包含数量庞大的微生物，它们被称为微生物群（microbiota）。它们是你胃肠道里的"虫子"。它们包括 1000

⊖ 值得指出的是，虽然用"第二大脑"来对胃肠神经系统进行比喻，但是我们的大脑所具备的功能和发挥的作用要远超胃肠神经系统。

⊜ 它们很重要。

⊜ Gut feeling 一词在英文中指不用依靠逻辑推理和理性判断的本能反应，即"直觉""预感""内心的感觉"之意。其中，gut 一词即有消化道之意。Gut feeling 在英文中为固定用法，它是所谓"胃肠神经系统是我们的'第二大脑'"的一种体现，但在中文中没有对应的术语既具备直觉的含义又隐含"消化道"之影响，故特此进行额外说明。——译者注种不同种类的已知细菌，至少十倍于其数量的病毒，超过 300 万个基因——其数量比人类基因的数量还要多。据估计，数以万亿计的微生物生活在我们的胃肠道中。这是什么概念？我们来对比一下，活在你肠胃里的微生物数量要比你全身的细胞数量还要多出 10 倍。

在成人体内，这些复杂的微生物群合起来大约有一公斤重，而且它的组成因人而异。其中只有三分之一是为我们大多数人所共有的，剩余的三分之二则是如同性格一般因人而异、千人千面的。从某种意义上讲，在我们的体内运行着一个独特的迷你生态系统。这个系统被称为微生物群落（microbiome）。

我们和微生物群落之间存在一种共生关系。我们为胃肠道中的微生物提供营养，而它们影响着我们的大脑以及我们的多种功能。例如，微生物群落有以下作用：

- 帮助身体消化一些胃和小肠无法消化的食物。
- 帮助生产某些维生素。
- 维持免疫系统的完整性。

当这种被称为"内脏—大脑轴"的关系有效运作时，我们能够维持一种平衡，使我们在身体方面和情感方面都表现良好。而一旦"内脏—大脑轴"的运转出现问题，我们就会面临失衡的风险，而我们的效能就会下降。我们之所以能知道这些，是因为研究人员正在研究微生物群对我们的思想和情感的调节作用。有证据表明，我们的肠道微生物和大脑之间的关系可以影响我们对世界的感知以及我们的行为。我们肠道中的微生物似乎能够对以下方面产生影响：

- 神经递质的释放。
- 我们的免疫系统。
- 能量管控。
- 情绪管理。
- 大脑信息传递。

话虽如此，该领域的研究还在继续，关于微生物如何影响大脑这一问题尚无清晰明确的结论。不过，研究人员已经达成了一些普遍的共识，他们认为可能有几种机制在共同起作用。例如，胃肠神经系统像大脑一样，利用超过 30 种神经递质——包括 5-羟色胺、多巴胺和 GABA——影响我们的情绪体验。事实上，95% 的 5-羟色胺存在于肠道中，而它正是调节幸福感的神经递质。5-羟色胺水平低还与免疫系统功能下降有关。

此外，似乎有一些微生物能够激活迷走神经（vagus nerve），它是最长的脑神经，从颈部和胸部一直贯穿到腹部。它是内脏和大脑之间的沟通主线。而免疫系统自身则在内脏和大脑之间扮演着另一条重要的通信路径的角色。

虫子和大脑之间的相互作用看上去可能有些出人意料，不过，这种交互关系已经存在了很长时间。毕竟，细菌自人类诞生之时就已经存在于我们的体内了。但是，这并不能回答"为什么"的问题。它们的存在有什么好处？我们人类作为一个物种，得到了什么？好，我已经强调过微生物群落能够影响我们的情绪这一事实，显然情绪也包括压力水平。有证据表明，某些食物与肠道细菌相互作用，对我们的大脑和情绪状态产生积极的影响。例如，2013 年发表的一项研究揭示出每天吃两次酸奶能够带来的惊人效果。

酸奶中含有被称为益生菌（probiotics）的活菌，这种细菌也存在于其他乳制品中。益生菌本质上是很脆弱的，它们在带来益处之前可能就已经被胃酸杀死了。考虑到肠道微生物的独特特性，当我们摄入益生菌时我们实际上只是赌上了一线希望——希望它们能对我们有好处。研究结果表明，每天喝两次酸奶能带来的好处之一是这似乎可以提升平静感。有 25 名健康女性参与了研究，其中 12 人连续四周每天喝酸奶，其余的人则不喝。所有人都在这四周之前和之后分别进行了大脑扫描，以此来衡量她们在看到各种不同的面部表情——包括愤怒和悲伤——时的反应。差异很显著。喝酸奶的 12 人比剩下的人反应更加平静，这使得研究人员认为酸奶中的细菌影响了女性的肠道微生物，进而对她们的大脑化学活动产生了影响。

爱尔兰科克大学的神经学家约翰·克莱恩博士（Dr John Cryan）认为微生物对情绪调节的另一种益处可能体现在它能提高我们的社交能力。他的论点是：一个人越快乐，就越有可能社会化并因此而受到欢迎。这不仅对人类的生存和成功至关重

○ 益生菌可能会把有益的细菌引入肠道；它还能滋养已经存在于肠道中的有益细菌。

○ 第七章将深入探讨社交能力。

要，也对肠道微生物的生存至关重要。我们与他人互动得越多，我们的微生物得以传播的机会就越多。于是，至少我们的一部分肠道微生物有可能出于自己的生存目的而改变了我们的行为。如果是这样的话，将来会有进一步的证据证明我们与肠道中的细菌之间存在共生性关系。

这种关系还有可能会影响我们认知能力的发展。研究人员手中有越来越多的证据表明记忆和学习等过程受到微生物群的影响，也许在某种程度上甚至可以说这些认知过程依赖于我们的微生物群。这又引出了另一个问题：既然我们的认知能力能够随着时间不断发展，这是否意味着我们肠道中的微生物也会随着时间的推移而不断发展？

答案是肯定的。主流观点认为——尽管有些研究正在对主流观点发起挑战——新生儿出生时肠道是无菌的；因此，细菌的初始移植取决于母亲体内的微生物情况和其他因素——比如分娩方式、环境的性质、饮食和抗生素的使用。随着婴儿年龄的增长，它的微生物群变得更加多样化，到婴儿一岁大的时候他们会形成自己独特的微生物概况。持续发育到两岁半左右的时候，孩子的微生物群就与一个成年人类似了。

每个人的肠道环境的性质和构成决定了哪些微生物能够生存并获得繁荣。食物通过消化系统的速度和肠道内壁的黏液量就是两个非常重要的环境因素。这两个因素会因压力水平的增加而受影响，当然饮食习惯的改变也会对它们产生影响。

食物造就了我们[⊖]

至少谚语就是这么说的。然而，根据我们已经讲述过的内容来看，更精确的表达或许是：我们的微生物的食物造就了我们。当然还有，我们的大脑摄取的食物造就了我们。

从食物中获取的能量要在整个身体中进行传递沟通，这是大脑功能的基础。这就是为什么饮食障碍会影响认知过程。这也是为什么你会发现，在饥饿或者在低碳水的时候，注意力水平会下降。

因为我们的大脑和内脏的沟通是双向的，这种沟通的变化可以改变任何一方的能量。我们将在第七章中更详细地对"沟通"继续进行定义和探讨。现在，我们完全可以将大脑和内脏之间的相互作用称为沟通，这么说绝对没有任何不妥之处。

它们确实在进行交流，从一个器官到另一个器官。

在这本书中，我们在第一章就把大脑称为指挥官，从那时候开始，我们就在强调联结的重要性。我们的大脑和内脏之间的联结——沟通——至关重要。两者之间的关系能够通过各种方式体现出来。一旦这种关系出现不平衡，我们就会产生以下体验：

- 腹胀。
- 恶心。

⊖ 原文为 We are what we eat。——译者注

- 口腔溃疡，舌头溃疡。

- 舌苔浓重。

- 慢性胃灼热。

- 腹泻，便秘，或腹痛。

- 肠易激综合征（Irritable Bowl Syndrome）。[⊖]

- 慢性真菌感染。

- 渴求甜食/碳水化合物。

- 慢性疲劳。

- 荨麻疹。

- 牛皮癣或湿疹。

- 痤疮和酒糟鼻。

- 情绪障碍，如焦虑或抑郁。

- 自闭症或多动症。

我们想要说的其实很简单，如图 4-1 所示，当大脑和内脏之间能够进行恰当的沟通，就会创造一种积极的动态关系，这和其他类型的沟通起到的作用没有区别。它们之间的沟通越是不恰当，结果就越消极。

健康状态

- 行为、认知、情绪受伤感（emotion nociception）均正常。

- 炎症细胞和/或中介物质处于健康水平。

⊖ 一种肠道分泌功能与运动功能紊乱产生的临床综合征，包括情绪性腹泻、结肠过敏等。——译者注

- 胃肠生物群正常。

压力/疾病

- 行为、认知、情绪受伤感出现变化。

- 炎症细胞和/或中介物质水平变化。

- 肠道菌群失衡。

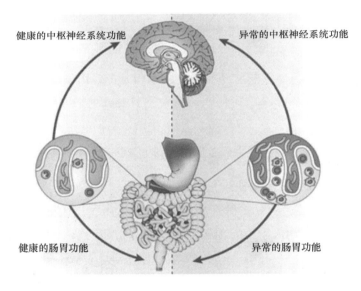

健康的中枢神经系统功能　　　　　　　异常的中枢神经系统功能

健康的肠胃功能　　　　　　　　　　　异常的肠胃功能

图 4-1　大脑与内脏的关系

图片来源：

http：//allergiesandyourgut. com/2015/07/04/psychobiotics-your-gut-bacteria-your-mood/

　　我们在前文中已经提到过进行一些小调整所带来的价值及其带来的长期的收益，一项研究印证了上述观点。该研究以来自40 多个中高收入国家的超过 27000 名 55 岁及以上人群为研究对象，监测他们的饮食、心理健康和认知能力。这项研究持续了好几年。研究人员得出的结论是，即使在考虑了其他影响认知能力的因素——比如体育锻炼、高血压和癌症病史——的情况下，那些饮食健康的人在记忆力、注意力和推理能力方面出现下降的概率比饮食不健康的人要低 24%。

在研究开始时，研究者会询问参与者有关饮食的问题并测试参与者的认知能力。参与者要报告自己摄取以下食物的频率，包括：水果、蔬菜、坚果、大豆蛋白、全谷物食品、油炸食品以及酒精。认知测验会用于测试每个人对清单上的事物进行回忆的能力、参与者的算术能力以及注意力范围。在初次测验后的两年以及在整个研究的末尾——大概是第二次测验的三年后，会再次重复上述测验。单次测验的最高分是 30 分，如果参与者的分数下降 3 分或更多就会被判定为认知能力下降。

根据这项研究报告的说法，营养不良有可能会剥夺大脑中的维生素和矿物质，而它们有助于促进产生健康的新细胞，帮助分解脂肪和保护细胞免受压力。换句话说，如果我们不能很好地管理我们的营养，我们就要面临整体韧性降低的风险，并由此从长远上导致健康和效能的下降。

我们也需要明白，尽管我们都要遵循一些特定的准则和行为方式，但是一旦涉及吃什么喝什么的问题，我们都有自己的特定需求。这本书就是来帮助你创建属于你自己的、个性化的大脑管理流程；判断——并持续满足——你自己的营养需求就是个性化大脑管理流程的一个核心要素。你看，尽管我们都能从许多伟大的研究中学到一些共性经验，但我们也要承认如下事实。

营养是个性化的

我们承认，这句话有被误读的风险，它听起来像是在朋友圈里发布的一句俗气的口号，或者是一种新营养产品的标语。好在它两者都不是。它实际上来自于一项研究结论，伊兰·埃利纳夫（Eran Elinav）和伊兰·西格尔（Eran Segal）领导的研究团队进行了这项研究。

该团队研究了 800 多人在 7 天内的血糖水平。他们使用各种常用方法收集数据，包括验血、健康问卷、血糖监测、粪便样本和身体测量数据。最终，这项研究测量了近 47000 份食物，针对每位参与者提供了 2000 多个测量值，总计测量超过 160 万次。

血液葡萄糖（blood glucose），有时也被称为血糖（blood sugar），它将能量输送到我们身体的每个细胞。它来自于我们所吃的食物。我们的身体会努力调节我们的血糖水平，如果血糖失去平衡就会引发健康问题，如糖尿病和肥胖症等。研究小组希望能找到每个参与者的年龄和体重指数（BMI）对他们的饭后血糖水平的影响。而这项研究恰恰通过相关的证据证明了这一点。

然而，团队还发现不同个体对同一种食物的反应截然不同。例如，有一名参与者想要通过控制饮食来处理肥胖问题和早期糖尿病问题却未能成功，因为她在吃西红柿之后血糖水平会突然升高，而吃西红柿这个看似健康的饮食习惯却很有可能加剧了她的问题。埃利纳夫说："对于这个人来说，她需要一套个性化的定制食谱，而其中将不会出现西红柿的身影，这套食谱甚至可能包含一些很多人认为不健康的成分，因为这些成分实际上对她来说是健康的。在进行这项研究之前，没有人能够为她提供这样的个性化建议，这可能会严重影响她早期糖尿病的病程。"

为了更深入地了解为什么会出现这些个体差异，研究人员对每个参与者的微生物群落进行了研究。他们为 26 个人打造了个性化的食谱。在所有案例中，新的食谱都会导致餐后血糖的降低以及肠道微生物群的变化。难以置信的是，其他研究表明新的饮食习惯可以在 24 小时内使我们的肠道微生物产生变化。

基于他们的研究发现，西格尔说道："我在思考关于肥胖和糖尿病的流行问题，我们有没有可能真的从概念上就彻底错了……人们其实很听话，但是在很多情况下，我们给他们的建议是错误的……营养学家和医生都知道病人对特定饮食的反应非常不同。我们可以通过数据看到对有些人有效的建议并不一定能对其他人起正向作用，而我最大的愿望就是希望我们能够推动这艘船，把它引向另一个方向。"

西格尔所提到的肥胖的流行是一个令人担忧的问题，原因有很多。

肥胖和认知能力下降有关

越来越多的证据表明，肥胖除了对身体有很多有害影响以外，它还对认知能力有负面影响。有一项研究对 60 岁出头的参与者进行了长达 8 年的追踪，研究显示：肥胖人群的海马体每年会萎缩近 2%。海马体是大脑中负责记忆处理过程的重要区域。2% 的年损失率与患有阿尔茨海默症的患者所经历的脑萎缩近似，这个萎缩速度几乎是正常体重人群的两倍。

研究人员使用核磁共振成像（MRI）检测了 400 多人的大脑。在检测的最初期他们就已经明确地意识到肥胖人群的海马体比正常人群的小——即便在考虑了诸如身体运动和教育水平等因素的影响后，结论仍然显而易见。该研究的合著者尼古拉斯·切尔布因博士（Dr Nicolas Cherbuin）表示，2% 的萎缩率除了会引发记忆的缺失，还可能会引发其他问题，包括情绪变化和决策困难。

许多国家的老年人口在不断增长，而且肥胖的问题也在加剧，而这些研究发现如醍醐灌顶，呼唤我们需要通过有影响力的社会运动来改变行为。匹兹堡大学的神经学家朱迪·卡梅隆（Judy Cameron）说过："肥胖人士和久坐人士的老化过程是在缺乏神经保护的情况下悄然发生的。通过减肥和增加运动，他们能够更好地预防神经退行性（neurodegenerative）疾病。这个信息需要被广而告之。"

切尔布因也同意该观点。他说："如果我们现在不采取行动，我们将在二三十年后付出更多代价。我们当真不能眼睁睁看着它发生。"

在我们继续讨论水合作用（hydration）之前，我们还要分享两个关于饮食的问题。

超级食品的迷信

现在你或许能意识到，每件事都是一个过程。其实，如果想要让我们自己以及我们的生活发挥到极致，我们最好能够让这个过程个性化——并意识到这是一个持续不断的、伴随一生的过程。有很多事情虽小但是却很重要，我们必须把它们做好。正是组合和协同使情况变得不同。

我们或许希望有一种神奇的、包治百病的灵丹妙药，能够满足我们身体、认知、情感和社会需要的方方面面。但无论我们对它多么渴求，现实是这种东西并不存在。如果我们想要提升自己的表现，我们要持续地将一些元素进行结合。对营养元素来说也是如此，对全面的大脑管理过程来说亦复如是。

尽管有些食物被贴上了超级食物的标签，我们仍然强烈建议你将健康饮食建立在多样性的基础之上，而不要陷入一种误区——认为特定的食物会为人体带来巨大的好处，以至于它能够限制或终止我们对其他食物的需求。

近年来，被推上超级食品神坛的食物包括抗氧化剂⊖以及欧米伽-3、-6 和-9 脂肪酸。我们会在本章中再提到它们，但是它们的角色是个人营养拼图中的重要组成部分，而不是什么高高在上

⊖　我们会在本章的流程部分对此进行介绍。

的超级明星。我们之所以建议您考虑全面饮食而不要局限于所谓的超级食品，还有另一个原因，那就是饮食不可避免地会成为文化和生活方式的一部分。我们成长的环境以及与之相关的日常生活、行为、价值观和信仰都会对我们产生深远的影响。运动水平、日常压力、我们日常社会活动的性质和类型，都是与我们的饮食有关的因素，它们共同决定着我们的健康和能力。

那么，我们的目标就是，在理解以下要点的基础上建立合理的营养摄入方案：

1. 没有任何一种超级食物可以抵消长期的不健康饮食模式带来的负面影响。

2. 如果我们能够对食物进行恰当的组合，我们就是在支持并保护我们的大脑和身体。

这就引出了我们的第二条信息。

抗炎症食物

只要我们的身体感知到外来入侵，我们的免疫系统就会开启攻击模式。这个过程叫作炎症反应（inflammation）。这是我们试图保护自身健康的一个重要途径。偶尔发作的炎症反应应对的是真实存在的威胁，这样的炎症反应对我们的健康来说是必不可少的，而我们要依靠自己的身体来做这件事。然而，与生活的其他方面类似，一旦出现不平衡，问题就会随之而来。

有时，即使没有入侵的威胁，炎症也会持续发生。当这种情况发生时，炎症本身就变成了敌人。事实上，一些最主要的疾病——包括癌症、心脏病和糖尿病——都与慢性炎症有关。

研究人员告诉我们，有些食物和饮料可能具有消炎的效果，而有些食物和饮料则会导致发炎。我们必须做出明智的选择。如果我们的营养得当，就可以降低患病的风险。如果我们做错了，我们很可能无意中加速了炎症性疾病的进程。

所以哪些食物是消炎的，哪些是引发炎症的？

好吧，我要说的可能在你意料之中，通常被认为有害于健康的食物恰好就是那些会引发炎症的食物，包括：红肉和加工肉类、油炸食品、白面包、点心和含糖饮料。其中多数食物也会导致体重增加，当然，这进一步增加了不必要的炎症风险。

作为一种反向平衡，还有一些食物似乎具有启动抗炎机制的作用。包括：苹果、草莓和黑莓等水果，绿叶蔬菜、鱼类、健康的油、坚果和全谷物食品。一项小研究发现食用亚麻籽的人在为期六周的时间内相较于未食用亚麻籽的人，炎症标志物明显减少。在另一项研究中，研究人员发现，吃姜的萃取物似乎可以减少结肠炎症标志物。

通过对这些细节进行归纳，我们或许能够形成整体性的概念，即：天然的、少加工的饮食——包括水果、蔬菜、坚果、鱼、健康的油和谷物——将有助于减少或限制不必要的炎症水平，还会带来其他好处。与之同样重要的是，我们要保持充足的水分。

水合作用与大脑健康

水合作用和空气一样重要。它不仅服务于神经生理需求也同样服务于心理需求。我们的大脑大约有 80% 的水分；我们需要帮它保持水分充足。哪怕是轻微的脱水都会增加压力荷尔蒙，随着时间的累积这会对大脑构成伤害。脱水还会导致脑组织萎缩，并对计划的执行功能以及视觉、空间的处理产生负面影响。[⊖] 水合作用不足还会减缓消化过程，从而对胃肠系统带来负面影响。

你或许认为想要对水分摄入进行适当的管控，只需要在感到口渴的时候喝水就可以了，那你就大错特错了。当我们感到口渴想要喝水的时候，已经因脱水而丧失体重的 2% ~ 3% 了！从大脑健康和性能的角度来看，这就意味着我们已经处于弱势地位了。即使是轻微的脱水，体重减少 2% 程度的脱水，也会削弱我们的注意力和回忆能力。

如果我们造成了持续的脱水，情况会更加糟糕，这会增加我们患肾结石、尿路感染、高血压甚至中风的概率。我们特意用了"如果我们造成了持续的脱水"这样的说法，是因为喝水对我们来说是一种相对容易控制的行为。我们不仅可以控制什么时候喝水，而且还可以控制喝什么、喝多少。你可能发现了，在这部分

⊖　第五章将更深入探讨这一问题。

我们一直在谈论喝水的话题。

关于我们对液体需求量的确切定义尚存一些争论。为了给你提供一些指引，我们将分享来自欧洲食品安全部门的相关建议，具体如下：

- 2～3 岁的男孩或女孩为 1300 毫升/天。
- 4～8 岁的男孩或女孩为 1600 毫升/天。
- 9～13 岁的男孩为 2100 毫升/天。
- 9～13 岁的女孩为 1900 毫升/天。
- 19～70 岁的成年男性为 2500 毫升/天。
- 19～70 岁的成年女性为 2000 毫升/天。

不过，关于水合作用对认知功能和大脑效能的影响几乎不存在争议。最初的研究是以军事人员为研究对象的，研究发现脱水会导致短时记忆、运动协调性、持续注意力和工作记忆的衰退。后续的研究也支持了这些发现。

激素和神经递质都受到水合状态的影响。例如，在脱水状态下，所谓的"压力荷尔蒙"皮质醇似乎有所增加，它会导致大脑的处理速度减慢并出现记忆困难。诸如 5-羟色胺和多巴胺等神经递质也会受到影响，无论是分泌不足还是分泌过剩，都会对我们的情绪、注意力、记忆力、睡眠和目标导向行为产生负面影响。

水的摄取也有助于我们保持甚至是改善视觉的持续注意力。我们的视觉系统需要大量的能量来维持，而且对我们的水合水平高度敏感。所以，如果你想继续花一段时间来阅读这本书，你可能会意识到你现在有点脱水了，在继续阅读之前先去拿点水喝吧。

接下来，我们要列举一些保持水分的其他好处：

a）能更好地为脑细胞供应新鲜的、富氧的血液，从而帮大脑保持警觉。

b）水合作用为氧气、碳水化合物、维生素、矿物质和其他重要的细胞营养物质提供运输条件，这些物质会产生能量，使身体能够正常运作并帮助身体将废物代谢出去。

c）水合作用在食物的消化过程中起到重要作用，它能溶解营养物质以便于它们被吸收进血液中去。

d）我们的心脏和相关的循环系统向大脑、肌肉和所有其他组织持续地供应氧气。而如果想要将血压保持在健康范围内，对水分平衡的适当调节则至关重要。

e）一个水分充足的健康人，其肾脏每天可以过滤约 180 升水；充足的水分摄入对保持肾脏的正常运转来说至关重要。

f）我们肌肉的 70% ~75% 由水组成，因此，维持适当的水分平衡对于优化肌肉功能来说非常重要。水还可以充当肌肉和关节的润滑剂。

g）水合作用在调节体内温度方面扮演了重要的角色。如果身体变得太热，我们会通过出汗来排出水分，这是身体防止自身过热的一种手段。

现在本章的第一部分已临近尾声，我们将要照常进入小结部分，提示和复习一些重要的事实，不过这次我们要先重申一项前面提过的重要的小观点：并不只是我们的食物造就了我们，应该说是我们的食物和饮品造就了我们。

下面是小结。

小结

- 营养是大脑的燃料——你的大脑依赖你摄取的能量生存。
- 大脑在休息状态下，消耗的卡路里占比为 30%。
- 健康的大脑有 60% 都是脂肪。
- 过量的脂肪和糖分会妨碍大脑的健康和性能。
- 胃肠神经系统（enteric nervous system）——由控制胃肠系统的神经元相互联结构成的系统——通常被称为"第二大脑"。
- 在我们的胃肠道里有数万亿的微生物。
- 营养是个性化的；食物产生的反应也是个性化的。
- 肥胖可以与认知能力下降画等号，体重影响的可不仅仅是腰部线条。
- 能够减少炎症的食物有助于强化大脑的核心功能——修复和巩固。
- 脱水状态会导致大脑更加卖力地运转，长此以往会限制我们的认知功能。

管理流程

我们的建议

要记住，你从食物和饮品中摄取的能量是大脑的燃料；要在饮食的选择上下足功夫。还要记住，对营养摄入的反应是因人而异的，所以要建立一套对你个人行之有效的食谱。饮食的摄取应该以保持稳定一致为目标，而不要追求尽善尽美。

实现方式：

1. 重视大脑所需要的食物，以此让它们更好地发挥作用。

2. 主动规避对大脑有害的食物（和饮品）。

3. 保持均衡的饮食，保证饮食的多样性。

4. 根据你的运动量将每天摄入的热量控制在 2000～3000 卡路里之间。

5. 保持充足的水分。

打造个人专属的脑健康食谱

这种饮食结构能够促进良好的血液流向大脑，并且可以提供最佳的营养平衡。基本原则是：

- 尽可能保证食谱中的食物是新鲜的食物而不是加工后的食物。

- 每天保证三餐或者更多，这两种进食频率都被证明是有益的。

- 除断食/斋戒期间，不要错过每一顿饭。

许多关于营养和健康饮食的见解都在讲如何"排除"，它们强调的是要避免摄入哪些食物。然而我们采取的是另一种模式，我们关注的是大脑的燃料，我们会给出需要摄入的食物清单：

深色表皮的蔬菜和水果

这些蔬果对我们有好处，因为一般来说，这类蔬果的天然抗氧化水平最高。抗氧化剂是一种化学物质，其作用是通过防止"自由基"分子对细胞造成的破坏作用来减缓——有时甚至能阻止——细胞受损。自由基是含有一个未共价电子的分子。自由基被认为是引发心血管疾病和癌症的原因之一。具有抗氧化特性的蔬菜包括：

- 菠菜。

- 球茎甘蓝。

- 苜蓿芽。

- 菜花。

- 甜菜。

- 生菜。

- 西兰花。

- 羽衣甘蓝。

- 红柿子椒。

- 洋葱。

- 玉米。

- 茄子。

富含抗氧化剂的水果包括：

- 蓝莓。

- 西梅。

- 葡萄干。

- 黑莓。

- 草莓。

- 覆盆子。

- 李子。

- 橙子。

- 红葡萄。

- 樱桃。

控制你的脂肪摄入量：

富含欧米伽-3 脂肪酸的食物

欧米伽-3 脂肪酸对健康的大脑功能必不可少。我们可以在以下食物中找到它们：

- 冷水鱼，如：比目鱼、鲭鱼、鲑鱼、鳟鱼和金枪鱼。[⊖]
- 油性较大的鱼，如：沙丁鱼和鲱鱼。

富含维生素 E／抗氧化剂的坚果和籽实

维生素 E 是一种抗氧化剂。以下坚果和非氢化（non-hydrogenated）坚果酱富含维生素 E：

- 核桃、榛子、巴西坚果、松子、山核桃、杏仁、腰果、花生、葵花籽、芝麻、亚麻籽。
- 花生酱、杏仁黄油、芝麻酱。

富含维生素 C 和锌的食物

维生素 C 是另外一种强力的抗氧化剂，它有助于结缔组织的发展和维持。结缔组织包括骨骼、血管和皮肤。锌的好处有很多，包括但不限于帮助我们保持免疫系统的健康、构建蛋白质以及促进酶的转化。它还能充当神经递质从而帮助我们体内的细胞进行沟通。

富含维生素 C 的食物包括：

- 红椒、橙子、柚子、猕猴桃、青椒、西兰花、草莓、球茎甘蓝、哈密瓜、卷心菜、菜花、土豆、西红柿、菠菜和青豆。

富含锌的食物包括：

- 牡蛎、牛肉、螃蟹、早餐谷物、豆类、酸奶、腰果、鹰嘴豆、燕麦、杏仁和豌豆。

⊖ 注意，作为一种神经毒素，汞会干扰大脑和神经系统；而一些鱼类——包括金枪鱼和鲭鱼——的汞含量相对较高。所以在你的食谱中，也要选择恰当的鱼类摄取频率和数量。

富含 Beta 胡萝卜素的蔬菜

胡萝卜素是一种抗氧化剂，也是维生素 A 的来源，它对保障视力、强健免疫系统和皮肤健康都起着重要的作用。能够提供丰富胡萝卜素的蔬菜包括：

- 胡萝卜、红薯、菠菜、瑞士甜菜、小白菜、羽衣甘蓝、莴苣或罗马生菜以及欧芹。

全谷物

全谷物食品能提供维生素、矿物质、纤维和植物蛋白质，将其作为日常饮食的一部分，有助于降低罹患慢性疾病（包括心脏病在内）的风险。全谷物食品包括：

- 燕麦片、全麦面包、糙米。

豆类

有助于稳定葡萄糖（血糖）水平。我们的大脑以葡萄糖为燃料，而且由于大脑无法储存葡萄糖，它依赖于稳定的能量供应，豆类和扁豆等食物能够提供这种稳定的能量。

鳄梨

有助于健康的血液流动，也有助于降低血压。

大蒜

令人难以置信的是，大蒜可能真的有助于缓和某些脑癌！研究人员已经发现，大蒜中的有机硫化合物能够杀死胶质母细胞瘤（glioblastoma），它是一种最常见的侵袭性原发性脑瘤。

黑巧克力

如果我们告诉你在各种含有抗氧化剂的食物中，黑巧克力是最佳选择，你会相信吗？信就对了。黑巧克力的确有强大的抗氧化属性。它还含有多种天然兴奋剂（包括咖啡因），它们有助于提高注意力、让精力更集中，还能够刺激内啡肽的产生，从而对改善情绪有益。

咖啡和茶

咖啡和绿茶都富含抗氧化剂，而且研究已经证明适量的咖啡因可以改善记忆力、注意力和情绪。咖啡也是氨基酸的重要来源，由于我们大脑和肠道中的神经递质是由氨基酸组成的，因此它非常重要。我们在第三章中讲过，5-羟色胺是由一种名叫色氨酸的氨基酸构成的，牛奶、燕麦和其他此类食物中也富含色氨酸。

水

一定要喝足水，保持身体和大脑的水分。当一个人缺水时，他的脑组织真的会萎缩。伴随着呼吸、出汗和排泄，我们体内的水分在不断流失，而补水对于补充这些环节中丧失的水分至关重要。水能够冲走毒素，帮着将营养物质运送到身体各处并保护组织。

至于每天究竟应该喝多少水，欧洲食品安全局为我们提供了一些参考意见：

- 2～3 岁的男孩或女孩为 1300 毫升/天。
- 4～8 岁的男孩或女孩为 1600 毫升/天。
- 9～13 岁的男孩为 2100 毫升/天。
- 9～13 岁的女孩为 1900 毫升/天。

- 19 ~ 70 岁的成年男性为 2500 毫升/天。
- 19 ~ 70 岁的成年女性为 2000 毫升/天。

别忘了我们反复强调的——营养是因人而异的，所以以上指导意见仅供参考。很多因素都会影响你对水分的需求，比如环境情况、运动强度、是否易出汗等。下面的建议会帮助你管理水分的摄入：

1. 早上起床后的第一件事就是喝水——最好是放一片柠檬的温水。

2. 无论是在单位上班还是出外勤，随身携带一瓶水，便于补水。

3. 把水瓶放在显眼的地方，这样你就能时常提醒自己喝水了。

4. 使用那种可以让你准确了解自己每天喝了多少水的水壶或水瓶。

5. 多吃富含水分的水果和蔬菜。你平均每天会从食物中摄取 20% 的水分，所以食物中的水分含量越高，它所提供的水合作用就越强。

6. 外出就餐时，尽量选择喝水而不要喝饮料。这么做，你会一边省钱一边降低卡路里。

接下来我们要探讨著名的地中海食谱，不过在此之前，我们想先给出一些更通用的建议：

1. 减少高盐、高脂肪和高胆固醇的食物摄入。有高胆固醇和高血压的人患痴呆症的风险是常人的六倍。而且饱和脂肪和胆固醇的大量摄入会阻塞动脉，导致患阿尔茨海默症的风险升高。

2. 避免吃糖和喝含糖饮料。

3. 用烘烤或烧烤食物的烹饪方法，而不要油炸。

4. 只在餐桌前吃东西。

5. 吃东西的时候不要开车、看电视或打电话。

6. 多吃蔬菜，少吃高热量食物。

7. 只有感觉饿了才吃东西，不要因为无聊、疲惫或者压力大而吃东西。

8. 当你不饿的时候，用其他方式代替吃东西，如：散步、玩个游戏、读本书或者打电话给朋友。

9. 吃饱了以后再去超市买东西。

10. 吃富含膳食纤维的食物。吃水果、蔬菜和全谷物之类的食物。

11. 如果你吸烟的话，那么最好戒烟。吸烟会妨碍血液流动、阻碍大脑供氧，而且是心脏病、中风和老年痴呆症的主要风险因素。

12. 遵循国家对酒精摄入的指导意见。例如：英国的建议是每周饮酒不要超过 14 个单位，而且，如果你真要喝那么多的话，应该把摄入的酒精分散到 3 天或更多天。⊖ 少量的酒精可能与心脏的健康有关，红葡萄酒可能会降低患老年痴呆症的风险。这里

⊖　一个酒精单位等于 10 毫升或 8 克。这相当于一杯 25 毫升的威士忌，或 1/3 品脱啤酒，或半标准杯的红葡萄酒（一标准杯为 175 毫升）。

要强调的是"可能"二字，所以请谨慎饮酒。

地中海食谱

地中海美食正如其他的地方美食一样，在不同的地区做法不尽相同，然而它们的食材存在共性，常见的食材包括鱼、橄榄油、蔬菜、谷物、坚果、水果和豆类。研究表明这种传统的地中海饮食可以降低认知能力下降的风险和患心脏病的风险，还能降低诸如糖尿病等其他疾病的风险。

地中海食谱的例子：

1. 以植物性食物为主，比如水果、蔬菜、全谷物、豆类和坚果。每天吃 6 份蔬菜，3 片水果和非精制谷物（如全谷物面包，全谷物意大利面和糙米）。

2. 确保你每顿饭的主角是各种植物性食物。最低限度地对食物进行加工处理，最好能保持食物的新鲜和完整。

3. 手边准备一些杏仁、腰果、开心果和核桃，在你想吃零食的时候随时可以吃。坚果和籽实富含纤维、蛋白质和健康脂肪。

4. 选择天然的花生酱，而不要选那种添加了氢化脂肪的花生酱。

5. 选择草饲黄油，或者用健康的脂肪代替黄油，比如橄榄油。要用特级初榨橄榄油。

6. 用香草和香料代替盐来对食品进行调味。

7. 选择低脂乳制品。摄入脱脂牛奶、脱脂酸奶和低脂奶酪。

比较理想的选择是草饲乳制品，因为它富含欧米伽-3 脂肪、维生素 E、beta 胡萝卜素和 CLA（共轭亚油酸，一种有益的脂肪酸）。

8. 每周吃鱼 5 ~ 6 次，家禽 4 次。新鲜的或水浸的鲑鱼和鳟鱼是比较健康的选择。用烘焙、烧烤或煎烤的方法烹饪，避免用裹面包渣和油炸的方式烹饪。

9. 控制红肉摄入，每月不超过 4 次。吃红肉的时候，确保选择瘦肉，并且分量要小（大约一副扑克牌大小）。

10. 避免吃高脂肪肉类和加工肉类，如香肠和熏肉。

维生素和矿物质

健康的饮食——如地中海饮食——应该能够提供你所需要的所有维生素和矿物质。有两种类型的维生素：

- 脂溶性维生素
- 水溶性维生素

脂溶性维生素

包括维生素 A、D、E 和 K，我们可以在富含脂肪的食物中找到它们，如奶制品、鸡蛋、植物油和黄油等。我们不需要为了获取维生素而每天吃这些食物，因为我们的身体将脂溶性维生素储存在肝脏和脂肪组织中。我们高效地建立了脂溶性维生素的储备，便于随时调用。但是，如果我们储备过多，就会带来害处。

水溶性维生素

包括维生素 B、C 和叶酸。它们存在于水果、谷物、蔬菜、土豆和奶制品中。水溶性维生素不会被储存在我们的体内，而且会因受热或者暴露在空气中而被破坏。这就意味着如果温度过高，水溶性维生素会被名副其实地从食物中"煮出来"。这正是为什么我们更推荐用蒸或烤的方式来烹饪这些食物。

钙和铁等矿物质有助于：

- 构建骨骼和牙齿。
- 控制细胞内外的体液平衡。
- 将我们所吃的食物转化为能量。

我们能从鱼类、肉类、谷物、奶制品和水果等食物中获取矿物质。

然而，有时候，一些人会暂时停止进食。

断食

有充分的证据表明断食或许是有益的——而且这种做法由来已久。断食是我们进化史的一部分。我们那些以狩猎采集为生的祖先经常会在一段时间内没有食物可吃，而这种缺乏食物的经历催生了保护性的反应，让他们能够适应和生存。

间歇性断食是一种非常流行的断食方式。这种断食方式需要你把一天或一周分成几段，在其中一些时段你可以吃东西，而在另外一些时段禁食。考虑到我们睡觉时不可避免地无法进食，有些人会选择通过不吃早餐来延长断食时间。虽然禁食期间不允许吃东西，但是可以喝水。

关于间歇性断食的研究表明，它可能带来很多好处。例如，断食似乎能够促进重要的细胞修复过程，例如从细胞中清除废物。它有助于对抗炎症，正如我们已经说过的，炎症是许多疾病的主要驱动因素。它还能增进新神经细胞的生长，这或许对大脑功能有益，并且能够提高一种名为脑源性神经营养因子（BDNF）的脑荷尔蒙水平。已有研究证明 BDNF 的缺乏与抑郁和其他大脑问题有关。

尽管断食有明显的积极作用，我们还是要注意：断食不适合年纪很小的人、70 岁以上的人以及患有特定疾病需要特定热量摄入的人群。如果你不确定断食是否对你有益，可以找你的医生进行确认。如果你决定把断食纳入个性化流程，请确保你能够保证充足的水分摄入。

下一章将要探讨认知功能。

可以参考的技术和测试服务

内在追踪：

"https：//www. insidetracker. com/" insidetracker. com

营养 Libro——食品日记和营养分析应用程序

"https：//www. nutritics. com/p/libro" nutritics. com

索恩研究——测评和营养产品

"https：//www. thorne. com/" thorne. com

第五章　获取最佳认知功能

"认知统而不治。"

——保罗·瓦雷里（Paul Valery）

大脑启动——本章关注重点

以下是一些关键的事实和知识：

- 我们平均每天有 70000 个想法。
- 额叶是高阶思考的主要驱动者。
- 额叶约占大脑的 1/3。
- 认知能力的下降通常最先是从额叶显示出来的。
- 我们的额叶及边缘系统与其他三大叶——颞叶、顶叶和枕叶——协同。
- 思维敏捷性、记忆容量的大小、对事实和事件的回忆，这些活动都始于你额头下面的那个区域。
- 虽然大多数人的认知衰退开始于人生的第四个十年，但是我们现在已经明白认知衰退会受生活方式的影响，这种影响可以是正面的也可是负面的。
- 额叶负责协调高阶思维，能够维持高阶思维的关键要素包括：消除/简化，委派/整合以及社会化。

- 最新的研究帮我们定位到了负责习惯养成的大脑回路，并且帮我们更深入地了解到自己是如何创建记忆的。

- 认知过载是现代生活的一部分；好在，我们的大脑天生就有适应的能力，而且我们可以帮助它适应。掌控相关的技术是实现适应的关键。

对思维进行思考——也以此方式对许多其他被我们看作理所当然的事情进行思考

在我们对思维进行思考之前，让我们先花点时间想想昨天早晨；想想从你醒来到中午之间发生的每一件事情。一件不落地想想你都干了什么——即便是那些简单的不值一提的事，如回想水壶在哪里或者钥匙在哪里；也想想你做了哪些决策、执行了哪些判断；还要想想你是如何把注意力聚焦在你身边发生的事情上并对它们进行解释的——从天气怎么样到跟别人聊天时你如何理解别人的意图以及你如何对此做出最佳回应，想想这里的每一个细节。你好好回想一下为了从容应对昨天早上发生的一切，你必须要知道哪些东西、你必须要做出哪些预测？还要想一下在昨天早上的活动过程中，你收到了什么反馈、学到了什么新东西？

如果你以一分一秒的颗粒度去回顾昨天早晨发生的一切，你会发现即使你没有明确地意识到自己做了很多事，但是实际上你的时间几乎被一系列无穷无尽的过程所填满，这些过程包括：关注、解读、移动、记忆、沟通、推理、决策和解决问题。你可能在一个特定的时间表⊖之下或特定的时间限制内完成了很多——或者上述全部——的工作。

昨天上午 9 点 55 分，约翰接到了一个电话。电话是一个客户打来的，根据他们最近一次的谈话内容，约翰很清楚客户想跟他聊什么。约翰估计没有 15 分钟结束不了这次谈话。而他 10 点钟还有一个会议要参加。约翰接起电话，让客户感到被重视和被理解，然后他推进主题，解释了他不能再继续打电话的原因，约定了一个他们可以畅所欲言的时间，然后不慌不忙地准时走进会场。

这是大家几乎每天都会经历的日常情景，对吧？这种情景是如此的常见，以至于我们都不认为其中涉及任何思考过程。好吧，其实约翰可以做到如此游刃有余，恰恰因为他是一名经验丰富的临床心理学家。实际上，即使我们能在上述这种情景下妥善摆平对方的各种需求，这期间其实也发生过大量的事情！为了强调到底都发生了什么，我们就以约翰的上午为例进行一步步分解。

首先，他得听到自己的手机铃声，然后正确地识别它。这需要感知的参与。然后他要识别出电话号码，从一系列可能性中评估出这通来电最可能的原因是什么。这需要记忆力和复杂推理的

⊖ 事实上，你能马上明白我们所说的"时间表"是什么意思，而且你之所以能够创建和/或按照时间表工作是因为你拥有一系列相互关联的认知能力；它是很多被我们视为理所当然的事情的结果。

参与。接下来，当他拿起电话时，涉及运动技能的使用。在整个通话的过程中，他要使用语言表达能力和语言理解能力以及社交技能。约翰注意到来电者的需求和会议时间的要求很难两全，这确保他能巧妙地结束谈话并按原计划如期出席会议。

简而言之，在那几分钟里，约翰展示了各种各样的认知功能。这些都是以大脑为基础的活动，这些活动能够帮助我们收集信息、获得知识，从而管理我们每天所经历的无数体验和互动。这些过程包括：感知、注意分配、记忆、运动技能和空间处理、思考和推理、判断和评价、语言使用、社交技能以及问题解决。

我们有意识、无意识地使用各种认知能力，用这些能力引领自己度过每一天，并帮助我们对未来的日子进行更好的规划。在这些认知能力能够正常运转的时候，它们很容易被认为是理所当然的。就在你阅读和思考本书的此刻，你其实正在运用一部分认知能力。

在本节的标题中，我们在诸多认知能力中选择了"思考"这一项，是因为我们所有人都能经常意识到我们在思考；我们知道在我们所做的各种事情中都离不开思考这项认知活动，无论是在我们的职业、社交还是个人生活中都是如此。我们知道我们是能够思考的物种，想不思考都很难。如果你想不思考，你其实也是在思考。更何况我们平均每天大约有 70000 个想法呢。

在第六章中，我们将讨论情绪的重要性和必然性及其如何影响我们的行为。情绪确实能够压制我们的认知功能，如果我们失去了对情绪的控制，我们会随之失去使用那些我们认为是理所当然的认知技能和认知过程的能力。毕竟，当我们的情绪失控时，我们很难清醒地思考。我们将在本章先把注意力放在认知以及至关重要的认知功能上。

"认知"（cognition）一词的起源可以追溯到 15 世纪。它当时被用来指代思考（thinking）和意识（awareness）。然而，早在认知这个词诞生之前，人们就已经开始对认知过程感兴趣了。早在公元前 3 世纪，希腊哲学家亚里士多德就对认知——如记忆、知觉和心理意象——及其如何影响人类的经验给予了极大关注。在随后的几千年里，随着心理学的发展，关于认知的研究以及我们对认知的理解都得到了显著的提升。现在认知科学是一门成熟的跨领域综合性学科，它涉及心理学、神经科学、语言学、人工智能、哲学和人类学。

大脑中控制重要认知能力的部分是额叶。我们在第一章中提到过额叶，并且答应过后面会对额叶进行详细讨论。这里就是第一章中所承诺的"后面"。

大脑额叶

它位于你额头的正下方，分为两个半球。右半球控制着你左侧的身体，反之亦然。额叶不仅掌控着计划、组织、批判性思维、记忆、解决问题和注意过程，它还负责主要的运动功能（行动）、情绪的处理、复杂的决策和语言。然而，这些能力并不能仅凭额叶来实现。为了指导我们的认知功能，额叶通过神经通路与大脑的其他区域连接并相互作用。事实上，我们可以把额叶看作是大脑的中继站。当我们谈到大脑的健康和优化时，首要的就是额叶。

图 5-1 能够告诉你额叶在哪里以及额叶跟其他区域的关系：

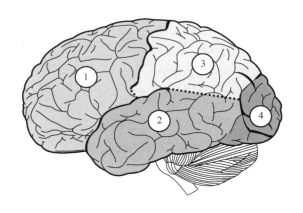

图 5-1　额叶的位置

①号是额叶。颞叶是②号，顶叶是③号，枕叶是④号。

额叶是大脑皮层四个主要叶中最大的一个，占整个大脑的近三分之一。它位于顶叶的前方，在颞叶的前上方。

这幅图无法体现出来的信息是：额叶包含绝大多数的多巴胺敏感性神经元。多巴胺是一种既具有兴奋作用也具有抑制作用的神经递质。尽管关于多巴胺最普遍的认识是它与奖励和愉悦的感觉有关，但是多巴胺还与注意力和短期记忆相关。它能使我们集中注意力，并且能够让我们产生想要完成任务的动力。

你可能会想，正因为额叶在我们的日常表现中扮演着重要的角色，所以它才会发育得这么快；这种快速发育使我们能够按照对自己有利的方式来管理自己的情绪、动作、沟通、决策和思考。然而，额叶的发育很缓慢。男孩平均要到 12 岁以后，额叶神经元的数量才会有所增加。对于女孩来说这个年龄大概是刚过 10 岁之后。不过，这还不是全部。一个人直到 25 岁至 30 岁之前，其额叶都不会完全成形，达不到 100% 运转。

也许你已经猜到我上面所说的了，又或许如果你是——或者曾经是——十几岁孩子的父母，你已经发现我们所说的规律了。关于额叶发育的研究在很大程度上解释了为什么青少年可能会做出不理智的决定，难以控制情绪和/或恰当的沟通。在难缠的青少年期，大脑的中继站以及由此往来的通路还没有完全建成，因此青少年对某些关键的认知功能进行管理的能力受到了局限。所以，如果你经历过一个青少年所展现出的叛逆的、适得其反的甚至会带来潜在自我伤害的行为，你应该：

a）提醒自己，他们的额叶实际上仍然在建设的过程中，因此青少年不太可能像成人一样拥有同等的理性和自控能力，想要要求青少年像成人一样善于抑制情绪反应——这样高的期待对他们是不公平的。

b）抓住这个机会——如果有机会的话——向他们解释一些正在他们头脑中实际发生的事情。⊖

矛盾的是，虽然额叶发育得很缓慢，但是萎缩的迹象却在我

⊖ 不过你不一定非要等到青少年时期。我们认为对孩子解释大脑为什么总是赢家，这事宜早不宜迟。

们40多岁时就开始出现。既然如此，我们可以积极地做一些事情来应对这种衰退，我们将在本章的"管理流程"部分对此进行探讨。我们的大脑是我们生存的保障——额叶的健康及其功能的完整在这方面至关重要。

虽然我们额叶的进化最初是为了控制越来越多的复杂运动，但是它的不断扩展使我们能够做更多的事情，包括：用多种不同方式思考、记忆、沟通、想象和制定策略；所有这些对于我们实现目标来说都至关重要。事实上，能够记住过去的事件并完成相关的学习，同时能够基于对未来的计划记住当前的关键要素并排列优先级，不光对我们能否生存来说至关重要，而且它对我们的个人发展、职业发展甚至社会发展来说同样是至关重要的。回忆和准确预测不仅对管理我们正在做的事情至关重要，而且也对我们在未来几天、几个月或几年后要做的事至关重要。

虽然我们的一些想法和行为是能够被察觉到和意识到的，但是大部分的认知都是在无意识的情况下发生的。这使我们能够对非常具体的刺激予以关注，能够根据周围正在发生的事情，根据我们当前的需求和对未来规划的关系来对知觉和注意力的分配进行筛选。

完善的认知功能还有另一个益处，即它能够制造一种连带的安全感和平静感。这种安全感让我们能够向内深入，去反思和思考，去深思和创造。我们想要实现一定的文化艺术造诣，就离不开创造性，而创造性往往就与这种向内深入的状态有关，而这种状态又与大脑皮层密不可分；这种状态还能够为我们的生活阅历增添独特的价值，并且强调着我们人类作为一个物种所拥有的独特品质。我们也要记住，大脑的这个区域不仅仅能激发创造力和表达能力，它还能抑制那些随着我们的成长而逐渐不再被需要的功能和反应（例如，新生儿的抓握反射）或者控制那些不合时宜的功能和反应（例如，在商务会议上爆发愤怒的情绪）。

我们的大脑额叶进化到我们整个大脑大小的三分之一后，能够实现最高水平的认知和控制，不难想象与其他灵长类动物相比，人类额叶的比例明显大得多。人们多年以来都对此坚信不疑。不过以后不要再有这种误解了。磁共振成像研究结果确认，人类额叶皮层实际上并不比其他类人猿的额叶更大。不过，要论认知功能，我们人类无疑是首屈一指的。我们知道的更多，且还在不断地学习更多，因此我们比地球上任何其他物种能做的都要多。认知功能——包括我们内在的欲望、沟通能力以及社会化⊖——正是我们生存和成功的基础。这就是为什么我们要将注意力转向认知功能，首先要介绍的如下。

注意力

对我们大多数人来说，给予关注是很稀松平常的行为，它很轻易地就会被归入"理所当然"的范畴。的确如此。但是，熟悉会让我们忽略掉复杂性和多样性，而注意力能够关照到这两者。下面是一个简短的概述。

⊖ 我们将在第七章进一步探讨社会化。

当我们将适度的注意力放在一个特定的刺激上，同时过滤掉另外一些具体的刺激或忽略掉那些我们认为无关的刺激时，可以说我们正在给予注意。我们可以把注意力视为对有限的加工资源的分配。讲到这里就差不多了吧？毕竟，注意力能有多复杂呢？嗯，事实上，注意力真的很复杂。这就是为什么我们说，我们只提供一个简短的概述。

注意力已经得到了广泛的研究，而且这些研究还在进行中。为什么我们认为注意力如此重要呢？原因有二。首先，因为注意是一项复杂的大脑活动。其次，因为无论在什么时刻，我们所给予的注意都会直接影响我们的观点和行为，并最终影响我们的适应能力和生存能力。我们生活在一个日益复杂的世界之中，丰富的信息触手可得，我们无时无刻不被无数的刺激所轰炸。我们如何管理自己的注意力——如何分配我们有限的信息加工资源——是我们生活体验的核心。

许多研究者都对注意力进行过研究，根据不同的研究目标，形成了各种不同的注意力模型，这里介绍其中的两种模型。

索隆博格（Sohlberg）和马迪尔（Mateer）的临床模型确定了 5 种注意水平，每种水平较前者逐级升高。这 5 种水平按等级依次为：

1）集中注意

很简单，这是一种有意识地对特定感官刺激做出反应的能力。

2) 持续注意

是指在从事持续性的、重复性的活动同时，保持注意力集中并维持所需要的行动的能力。

3) 选择性注意

这是指在存在潜在干扰刺激的情况下保持专注和维持表现的能力。

4) 交替注意

倒数第二种水平是指一种心智的灵活性，在面对具有不同认知要求的任务时，能够反复地将注意力从一项任务转移到另一项任务上。

5) 分配注意

这是最高水平的注意。它是一种能够同时处理多个任务和/或多个任务需求的响应能力。

埃里克·克努德森（Eric Knudsen）提供了一种更加概化的模型，该模型以注意力的四个核心过程为基础并融入了工作记忆。

1) 工作记忆

工作记忆是指我们在短时间内储存、分析并运用所选信息的能力。当我们关注某件事，与之相关的信息就会进入我们的工作记忆并被评估，这让我们能够做出决策并对如何最佳地执行计划做出规划。出于这个原因，注意力和工作记忆是密不可分的。

研究表明，被加工的信息决定了大脑的哪些部分会被调用。

例如，涉及语言工作记忆激活的任务会激活大脑皮层的腹侧前额叶以及位于左颞叶和左顶叶皮层的语言区；而那些涉及视觉空间工作记忆的任务⊖会激活前额叶背外侧皮层以及右侧的顶叶皮层和枕叶皮层的部分区域。而有一个大脑区域会在所有的工作记忆任务中均被激活，该脑区在任务中扮演着执行控制的角色，它就是前额叶皮层。

我们如何决定关注什么？答案如下。

2）竞争性选择（competitive selection）

这个过程决定着哪些信息能够获准进入工作记忆。正如我们之前所说的，在我们的周围以及我们自身内部，无时无刻不上演着大量的事件；想要让中枢神经系统广泛而自动地对如此大量的信息进行处理，我们需要一个竞争性的过程来分配自己的注意力。

3）自上而下的敏感性控制

当面对各种混杂在一起的竞争性刺激时，我们利用当前存在于工作记忆中的内容来判断哪些新信息——如果有的话——值得我们去关注。这样我们就能有效地调节来自不同渠道的信息的相对信号强度；并且只把那些我们认为最重要的信息放在最高优先级。这种内在的控制注意方向的能力被称为内源性注意（endogenous attention）。

⊖ 视觉空间技能是指那些使我们能够看到物体并识别物体的技能，这项技能还能让我们认清物体与其他物体的空间关系。

与此相对的是，我们也被下面将要介绍的这种注意过程影响。

4）自下而上的显著性筛选

任何刺激的显著性或凸显性（salience）是指该刺激从周围的事物中脱颖而出的方式和程度。通常，刺激与环境的对比越明显，它的显著性就越高——它就越有可能吸引我们的注意。

在所有的感官中，我们主要倾向于依靠眼睛来检测显著性。因为各种各样的原因，我们能够迅速发现某物或某人看起来与周围的人或物有所不同。不过，我们的其他感官也可以发挥类似的作用。例如，突如其来的、意想不到的声音难免会引起我们的注意。这种由外部驱动的关注被称为外源性注意（exogenous attention）。

尽管我们毫无疑问地拥有注意的能力，但我们发现很难同时注意一个以上的刺激。因此，我们只能不断地评估、整合并确定内部和外部影响的优先级。

最为强大的一种影响就是我们成长并浸润于其中的文化，它似乎也会影响我们分配注意力的方式。研究表明，社区居民对各种不同来源的刺激的认知方式以及对信号的排序都存在社会性差异。

总之，给予关注并不是我们误以为的那种简单无奇的行动。注意力与其他的基本认知功能有着密不可分的联系，这些"其他基本认知功能"包括下述几种。

感知

感知是指通过识别、组织和解释感官线索来对我们周遭世界正在发生的事情进行理解的过程。感知看似不费吹灰之力。我们能迅速而轻易地区分一面墙和一扇门、区分一只猫和一条鳄鱼、区分水和风、区分我们认识的人和陌生人，这些过程甚至不需要思考。事实上，绝大多数时候我们确实不需要考虑。感知的过程——识别、组织和解释——通常是一个潜意识的过程。这就是为什么它似乎毫不费力，而且瞬间就能完成。

感知始于一个物体——被称为远端刺激（distal stimulus）或远端物体（distal object）——刺激我们身体的感觉器官并引发神经活动。从感觉刺激到神经活动的转变被称为转导（transduction）。这种神经活动本身被称为近端刺激（proximal stimulus），而由近端刺激引发的对原始的远端刺激的心理表征被称为知觉。

根据美国心理学家杰罗姆·布鲁纳（Jerome Bruner）的研究，每当我们遇到一个不熟悉的远端刺激，我们会：

a）让自己接受一系列不同的信息线索，渴望能够更多地了解这些新的对象。

b）不断收集信息，直到我们能够识别出一些熟悉的线索——正是这个过程让我们能够开始对对象进行分类。

c）变得更有选择性，也因此，在我们寻找支持我们最初分类的线索时更局限——在这个阶段我们会主动地忽略或扭曲任何违反我们感知的线索。

我们所处的情境，以及我们的内部驱动因素，诸如信念、期望、情感和需求也会影响我们的感知。这种自上而下的、以特定方式感知事物的倾向既有短期的影响，也会带来长期的影响。以下两个例子分别体现了长期和短期的影响。

长期

克里斯在一家拥挤嘈杂的酒吧里，但是当有人提到克里斯这个名字，无论周围多么喧闹，他都能听得到。他会不由自主地转向说话人的方向。他对自己名字的发音格外敏感，而我们所有人都是如此。

短期

约翰非常饿，他饥肠辘辘地走在拥挤繁忙的城市街道上，所有人都有在忙着处理的事情。当他经过一座窗户敞开的建筑物时，他一下就闻出了地道粤菜的味道。那是一家中餐馆，由于他很想吃东西，于是就自然而然地把注意力放在了特定的刺激上。

这种倾向无论是短期的还是长期的，都被称为"知觉定势"（perceptual sets）。

约翰的例子刚好反映了动机如何影响我们的感知。有时，诸如动机或期望等因素会引导我们按照某种特定的方式去对我们的体验进行解释，而这种特定的方式恰好是支持固有偏见的方式。想想看，每当裁判处罚球队的球员时，球队的球迷们会作何反应；想想看，学生们是多么喜欢上自己喜欢的老师的课。在两个例子中，无论是球迷还是学生，他们都更容易看到自己想看到的、体验到自己所预想的体验。他们或许并没有意识到，自己已经形成了一种按照特定方式去进行感知的倾向。

这种倾向也被称为启动（priming），它指的是内隐记忆对感知产生影响的方式，它会激活特定的联想从而让我们得出特定的结论。除了我们内心的期望可以产生启动作用，我们也会被别人的语言和行为所启动，被环境和我们近期的经验所启动。举个例子，一个人如果刚刚看过"进球"和"射门"这两个词，那么他对"帽法子戏"⊖做出正确解读的速度要比没看过这两个词更快，因为前两个词对第三个词产生了启动效应。

启动可以通过视觉刺激、语言刺激甚至概念化的刺激来实现。研究表明，启动效应有意义且持久。在一项实验中，加拿大多伦多大学的研究人员向参与者展示了一份有 96 个单词的清单。随后在看过原始清单的一小时后和七天后，分别进行了两次测试，测试要求参与者识别出他们在原始清单中看过的单词，并对一系列单词片段进行补全，这些单词片段的正确补全方式都不是唯一的。参与者并不知道，后一项任务会被包含在原始清单中的目标词启动。在普通的识别/再认任务中，七天的时间间隔会显著降低识别和再认的成功率，而启动效应——无意识地影响参与者通过填空来形成自己在清单上看到过的单词——则不同，启动效应的影响会持续强劲。

⊖ 原文是"bllaftoo"即 football（足球）一词打乱字母顺序的一种呈现方式。如果能够解读出这些字母可以组成 football 一词，则是正确解读。此处按照类似逻辑，翻译为体育运动术语"帽子戏法"的乱序呈现。——译者注

正如我们在第一章中提到的，感知、预测和学习是相互关联的。伦敦大学学院的维康基金会神经造影中心的神经心理学教授克里斯·弗里斯（Chris Frith）认为，我们的感知并不是对世界的感知而是对我们头脑中关于世界的模型的感知。在他卓越的著作《心智的构建》（*Making Up The Mind*）中，他写道：

"我们所知道的关于物质世界的一切——包括我们对自己身体的了解——都是通过大脑实现的……我们的大脑在不断地学习，它对与这个世界有关的事物不断学习。大脑必须时刻探索周围事物的属性；我们应该接近它们还是避开它们？大脑必须发现这些事物在哪里：它们是近还是远？大脑必须寻找能够在伸手去拿水果的同时避免被黄蜂蜇伤的可能方法。而且，并没有老师能够指导这些学习过程……"

"我们学习并了解某些信号，让这些信号告诉我们未来将要发生什么。我们知道某些行为会导致未来某些事情的发生。当然，并不是信号在预测未来会发生什么，而是我们的大脑在做预测。如果我们能直接观察到神经细胞的活动，我们就能看到大脑进行预测的方式。"

感知、预测和学习的相互融合不仅能够保证我们的安全，也会对我们的行为产生影响。

运动技能

这个术语是指我们基于肌肉、关节和神经之间的复杂交互作用而产生动作的能力。克里斯在写下这段话的时候就正在使用精细的运动技能。约翰在晨跑的时候用到的是大肌肉运动技能。[⊖]尽管，事实上，这是两种截然不同的运动，但是它们都体现了我们使用运动技能来实现特定目标的方式。

有诸多因素会影响儿童运动技能的发展，其中有些因素是可控的，有些是不可控制的。遗传特征是其中比较明显的不可控因素之一，文化和环境因素相对而言比较可控。

尽管我们大脑的很多部分都参与了运动技能的发展和表现，但是有四个特殊的区域值得重点提及。

1）前额叶皮层

它覆盖了额叶的前部。它参与诸多活动，包括：计划、决策和调节社会行为等。在对内在目标的展现和追求方面，前额叶皮层扮演了重要角色。这涉及比较具体的动作，如拿起手机；也包括比较抽象的动作，如为假期做计划。

与前额叶皮层相关的功能通常被称为执行功能（executive functions）。执行功能包含一系列能力，能让我们区分彼此矛盾的想法，判断行动最可能的结果并预测结果，然后展示社会接纳的行为并创建导向性的目标方向。

2）运动皮层

这个区域控制着我们的目标导向运动。它位于额叶后方，中央沟壑的前方，中央沟壑（central sulcus）是将额叶和顶叶分割开来的一条脑沟回。运动皮层分为三个主要区域——初级运动皮

⊖　我们两人都不希望与另一人交换自己的运动。

层、前运动皮层和运动辅助区；通过这三个区域的协作，运动皮层能够控制、建立并调节我们的运动。

为了实现上述功能，我们的运动皮层首先要接受各种各样的来自大脑其他叶的信息。这些信息的范围很广，从物理性的——如我们的身体在空间中的位置，到策略性的——如对期望目标的清晰理解。

3）基底神经节

这是一组内部相互连通的区域，它位于前脑下端，靠近丘脑。它由双侧组成，两部分几乎互为彼此的镜像，基底神经节与纹状体（striatum）、苍白球（globus pallidus）、脑黑质（substantia nigra）和丘脑下核（subthalamicnucleus）共同协作。

除了与运动控制和认知协调等功能有关外，基底神经节在学习过程方面以及在习惯行为的开发和应用中都起到了重要作用。

习惯是我们日常生活的一部分。在很长一段时间里，我们似乎都在通过各种方式建立习惯。这么做的好处很明显。尽管我们的大脑很聪明，但它的能量却不是用之不竭的。习惯行为所需要消耗的脑力相对较少，所以每当我们养成一种习惯，我们的大脑就可以把这部分资源用于别的东西。

虽然在习惯的改变和/或养成中可以用到一些特定的人类效能技术，但是通过联想学习建立习惯似乎是一种更容易的选择。简单地说，一旦我们认识到在自己所处的环境中什么行为模式是有效的，我们就会迅速重复这样的行为。这是一个三阶段过程：

1. 我们会识别出触发我们潜意识反应的事物。

2. 我们按习惯的方式行事。

3. 我们得到奖赏。

通过利用我们在第一章介绍过的一些前沿的成像技术，研究人员能够看到一些习惯形成的神经机制基础。从本质上讲，当前额叶皮层与纹状体沟通并继而与中脑沟通时，一个重复的神经循环被建立起来。作为这个过程的一部分，纹状体负责接收神经元的输入——而这些神经元是含有多巴胺的，多巴胺能够将奖励获得感与行为联系起来。每当行为被重复并且行为受到强化就会形成一个新的神经循环。

4）小脑

正如我们在第一章中提到的，小脑位于延髓旁的后脑，它是参与运动协调的重要脑区。它从脊髓和大脑的其他区域接收信息并将信息整合起来实现协调、精确和准时等效果。

视觉和空间处理

我们能够感知环境中的各种物体，能够确定它们的性质以及它们的空间关系，能够了解如何管理我们与物体之间的物理关系，这些能力能够帮助我们在这个世界中畅行无阻。

我们对大脑视觉系统的了解比我们对其他任何感官系统的了解都要多。只要光线能够被物体反射，并沿着直线进入我们的眼睛，我们就能看见这个物体。这束光穿过晶状体，在位于视网膜底部的被称为光感受器的神经元上成像。光感受器有两种类型：一种是杆状细胞——能让我们在光线较暗的情况下看得见；另一种是视锥细胞——它在更明亮的光线下更活跃，还能让我们看到颜色。

从这个角度讲，我们的眼睛就像照相机一样，相机内部的成像是我们真实看到的图像上下颠倒后的镜像。每个视网膜包含数百万个光感受器，它们能将光转化为电脉冲。这些脉冲通过视神经和丘脑到达位于大脑后部枕叶上的初级视觉皮层。在这里，视觉感知发生了。视神经发出后，视神经元会有部分交叉，也就是眼睛看到的右侧视角内的图像会在大脑左半球进行成像，反之亦然。

视神经还将信息传递给中脑的两个核。第一个核被称为前顶盖（pretectum），它控制着瞳孔随光线变化调整大小的反应。光线越强烈，我们的瞳孔就越收缩。光线越弱，我们的瞳孔就越扩散。第二个核是上丘（superior colliculus），它控制着眼睛的微跳运动，就是我们所说的扫视，也就是在我们跟随一个移动的物体或扫描信息时所采用的眼睛运动。当一个人扫视某个环境的时候，如果你看着他的眼睛，你会看到他的眼睛在跳动，不过他自己却对这种眼跳运动毫无察觉。对这个人——以及我们所有人——来说，眼球似乎是平稳地掠过我们的视野。

如果眼球真的是以平稳扫视视野的方式来进行观察，我们将会看到一片模糊。所以我们的眼睛会小幅跳动以捕捉到一系列静止的图像，然后再由我们的大脑对这些图像进行无缝拼接。

事实上，我们的大脑非常擅长创作图像，甚至连一些被我们的眼睛错过的细节都能被大脑补充上去。眼睛确实会漏掉一些东西。我们的眼睛里有一个盲点。所有传输信号的视神经纤维都会在这个点上聚在一起，于是这个点没有为光感受器留下任何空间。而我们之所以没有在视觉中感受到这个盲点，是因为我们的大脑会利用接收到的信息来填充这些被遗漏的细节。

或许更神奇的是，有时候即使我们并没有意识到自己看到了物体，大脑仍然能够对事物做出反应。研究人员向参与者展示了一系列人脸，其中包括一张愤怒的脸，这张愤怒的脸是以下意识的形式呈现的。虽然并没有参与者汇报自己看到过这张生气的脸，但是每当这张脸被展现出来时，参与者的杏仁核活动都会加剧。有时候，我们的大脑似乎比我们的眼睛看到得更多。

有时候，这双脑海中的眼睛能够帮助我们视觉化，让我们在脑海中看到事物。在我们思考、创造、计划、记忆、想象并解决问题的过程中，心理意象是其中重要的一部分。我们以后会在第六章更多地探讨心理意象和形象化。

对我们很多人来说，视觉只是另一种被我们当作理所当然的功能，它是大脑指挥官帮助我们理解这一切的另一个例子。

语言

语言不仅能够帮助我们理解自己的经历，而且让我们能够分享这些经历。我们用语言来与他人交流，也用语言来和自己沟通。这些年来，关于认知和语言的关系存在很多科学争论。眼下，我们只考虑大脑的角色。

和其他领域一样，该领域仍有相当大的进一步研究的空间。

不过现有研究已经表明，我们大部分的语言处理功能是在大脑皮层执行的——我们其他的高阶处理也基本是在这个区域发生的。对超过90%的右利手人士来说，专门的语言区位于他们的大脑左半球。对近20%的左利手人士来说，则正好相反，语言区位于他们的大脑右半球。然而，对将近70%的人来说，大脑的两个半球都有一定的语言能力。

话虽如此，有两个特定且相互关联的领域值得一提。位于额叶的布洛卡区（Broca's area）在语言的生成中扮演着重要角色。位于颞叶上部的韦尔尼克区（Wernicke's area）对语言的理解至关重要。两者由神经纤维彼此连接，这些神经纤维被称为弓状束（arcuate fasciculus）。

我们将在第七章谈到，我们的大脑是为社交和沟通而设计的。这两者对我们的成功和健康都至关重要。记忆也是如此。

记忆

人们常常错误地把记忆等同于回忆。但是记忆比回忆的内涵更丰富。毕竟，如果事物没有被呈现并成功地储存下来，我们就不能记住并回忆这些事物。因此，在最完整的意义上，记忆包含了储存和检索。

再往回退一步，在对事物进行编码和存储之前，我们需要先对这些事物产生经验。这种经验将是通过我们的感官产生的。我们可能会看到、听到、闻到、触摸到或品尝到——或者是任何感官的组合——某个事物，当我们这样做的时候，我们会用到大脑的不同区域。记忆的编码和存储都发生在与这些不同的感觉有关联的区域。回忆需要重新激活当初体验时被刺激的脑区。所以说，记忆并不储存在我们大脑的某一个特定区域里。当我们记起某件事时，我们就会激活整个大脑的加工过程。这意味着如果大脑受过损伤，仍然会有部分记忆能够留存下来——这也是大脑具有那令人难以置信的效率和韧性的另一个例证。

在第三章中，我们提到过记忆有不同的类型。不同类型的记忆是由不同的大脑结构控制的。图 5-2、图 5-3 展示了这些记忆类型和结构：

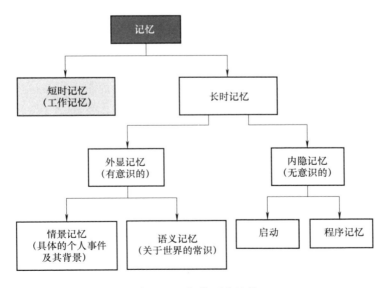

图 5-2　记忆类型和结构

图片来源：http：//www. brainwaves. com/memoryisplural. html

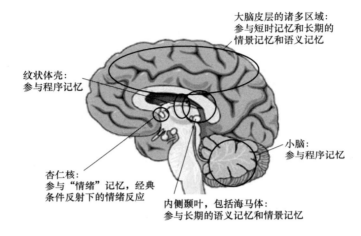

图 5-3　大脑各部参与记忆情况

图片来自 pixshark. com，在此基础上进行了调整。

尽管科学家们已经在记忆方面取得了很多进展，但是他们对记忆的理解尚处于起步阶段，关于记忆是如何被重新组合成一个连贯的整体的，我们还不甚清楚。但我们能够肯定的是，记忆的创造是一种高度复杂的学习过程的结果。

最初人们认为记忆过程的核心是通过突触对信号进行反复的神经传递。然而，最新研究表明，突触可能并非如人们先前认为的那样重要，而记忆的核心可能真的在于神经元本身。

研究人员能如此迅速地掌握这么多关于大脑的奥秘，主要原因之一是科技的迅速发展。你们可能还记得我们在第一章中提到的那些科研人员用于研究大脑的方法。科技正在改变我们的生活，也带来很多好处。不过我们还是要提醒大家，科技需要被管理。

科技与认知功能

我们许多人的日常生活都离不开科技工具的使用。科技的使用并不局限于办公室或工作场所。想想看，你最近一次走在城市的街道上的情形，回想一下当时有多少人在大步走向下一个目的地或停下脚步等待公共汽车、出租车或等朋友的同时，使用着手机。⊖

科技是一种工具，我们必须确保它能够为我们所用而不会对我们有害。

几乎没有什么设备是为我们的大脑设计的。事实上，我们日常使用的许多科技工具还会给我们的躯体和视觉系统带来压力，减少我们的额叶反应。技术开发人员通常更关心科技产品如何才能更适合我们的手，而不太关心科技产品如何与我们的大脑互动。

作为一名应用体育科学家，约翰一直在研究健康和体育成绩。他一直认为，从大脑的视角来看，这两个主题是一个硬币的两面。他敏锐地意识到我们可以积极地利用日常科技来委派/整合各种任务，从而释放宝贵的大脑能量；不过这也可能造成能量耗尽等消极的结果。阿尔伯特·爱因斯坦曾经说过，"永远不要去记那些你能查到的东西"，这样想来，这位伟人说不定会喜欢科技在委派/整合任务方面所具备的潜力。

然而，有证据表明，当我们面对需要解答的问题时，我们的想法会立刻转向电脑和网络，而不是想要询问别人；科技所带来

⊖ 如果你想不起来，那可能是因为你当时正忙着用手机。

的这种影响就没那么乐观了。我们似乎越来越倾向于向科技寻求解决方案。其潜在的负面影响是什么呢？嗯，我们的大脑是为我们的社交而存在的，我们会在第七章中进一步讨论这个问题。直接的人际互动是我们生活体验的一个重要方面。曾几何时，为那些麻烦的问题寻找答案是我们的生活重心。体验、编码和存储信息——构建记忆——曾经是一种面对面的社会活动。现在，我们越来越多地生活在一个二维平面屏幕的世界里，我们在这里结交成千上万的朋友，种了无数的花朵，分享我们的日常行为和经历，我们在这里买东西、卖东西和寻找信息。受科技的影响，我们的大脑正在经历一种前所未有的快速变化。而我们的大脑是有可塑性的，神经可塑性意味着我们的大脑必须去适应。关键的问题是：

1. 我们的大脑将如何改变？
2. 我们眼下怎样才能对科技进行最佳的管理？

虽然我们不能对第一个问题给出任何确切的答案，但是在这一章接下来的管理流程部分中我们会给出一些实用建议，以确保科技能够为你所用。

按照惯例，在进入管理流程之前，先来回顾一下本章重点：

小结

- 我们平均每天有 70000 个想法。
- 额叶是高阶思考的主要驱动者。
- 额叶约占大脑的 1/3。

- 认知能力的下降通常最先是从额叶显示出来的。

- 我们的额叶及边缘系统与其他三大叶——颞叶、顶叶和枕叶——协同。

- 思维敏捷性、记忆容量的大小、对事实和事件的回忆，这些活动都始于你额头下面的那个区域。

- 虽然大多数人的认知衰退开始于人生的第四个十年，但是我们现在已经明白认知衰退会受生活方式的影响，这种影响可以是正面的也可是负面的。

- 额叶负责协调高阶思维，能够维持高阶思维的关键要素包括：消除/简化，委派/整合以及社会化。

- 最新的研究帮我们定位到了负责习惯养成的大脑回路，并且帮我们更深入地了解到自己是如何创建记忆的。

- 认知过载是现代生活的一部分；好在，我们的大脑天生就有适应的能力，而且我们可以帮助它适应。掌控相关的技术是实现适应的关键。

管 理 流 程

我们的建议

珍惜你的认知功能，不要把它当作是理所当然的。我们生存在一个具有扰乱性的文化中，周遭的一切看上去都在吸引我们的注意力，虽然它们的本意并不是想要剥夺我们的生产力，降低我们的生活质量，或者扰乱我们生活诸多方面之间的平衡感。别忘了，尽管你的大脑有着与生俱来的韧性和适应性，它仍然需要利用能量，需要休息。你要确保能为大脑提供这两样必备元素。

你可以这样做：

1. 把那些有助于提升额叶性能的活动纳入你的日常计划表。

2. 避免——如果做不到避免，至少要尽量限制——那些会降低你的工作效率和效能的活动。

3. 对于如何使用大脑能量以及何时使用、为何使用大脑能量等问题，要严肃考虑。

4. 要明白，你可以通过选择恰当的生活方式在一生中不断管理并潜在提高你的认知能力。

5. 利用我们在其他章节中提出的建议来帮助你把上述几点变成现实。

将额叶活动最大化

我们先不忙对此进行定义，稍后再去讨论那些能够将额叶活动最大化的具体做法，我们先来看看已故的、伟大的李小龙给我们的一条非常贴切的建议：

"不要每天做加法，而要每天做减法。去掉那些无关紧要的事。"

牢记着李小龙的建议，我们给出以下能够帮我们变得更有效、更高效的建议：

保持运动

请参阅我们在第二章的管理流程部分给出的建议。

保证充分的休息

请参阅我们在第三章的管理流程部分给出的建议。

多吃对大脑有益的食物，确保水分充足

请参阅我们在第四章的管理流程部分给出的建议。

积极参与社交活动——是现实世界中的社交而不是虚拟世界中的社交

社会互动提供了大量的认知刺激，并且涉及许多神经通路。只要条件允许，请优先采用即时的人际沟通，无论是面对面沟通还是电话沟通，这样的沟通方式都好于邮件或短信沟通。

我们在第七章会给出更多社交和沟通方面的实用建议。

拥抱新的体验

锻炼你的好奇心和创造力；用新鲜感刺激你的大脑。

练习冥想和/或我们的快速重启活动

在第六章的管理流程部分，我们会提供具体建议。

避免（或者至少要减少）一心多用

从长远来看，同时处理多项任务并不会让我们更有效率。事实上，它可能会适得其反。多任务处理所引发的压力似乎能改变人的功能和大脑结构，而且这种改变并没有向着更好的方向。

英国萨塞克斯大学的研究人员利用功能磁共振技术对 75 位成年人进行了扫描，以检查他们的灰质。那些经常一心多用的

人，其前扣带回（anteriorcingulate cortex，ACC）的灰质密度较低。

所以，当我们谈论一心多用的问题时，并不能把我们有能力这么做与我们应该这么做画上等号——我们日常生活的许多其他方面也是如此。要减少一心多用。

管理你的习惯

通过改变现有的不良习惯和/或创造新的积极习惯来实现习惯的管理。你可以尝试以下具体方法。

做一个详细的计划

改变习惯是可能的，因为我们的大脑是可变的、具备适应性的。做法是先建立一个计划，包含一个小的、可衡量的改变，然后执行这个计划，这样会使适应更容易发生。还可以找合适的人来帮你进行复盘，以确保这个计划得到应有的重视并按时被完成。

保持简单

行为越复杂，那么这个行为变成习惯所需要的时间可能就越长，所以要让你的计划和目标设定保持简单。

将新行为与常规线索或环境线索联系起来

将新行为与已经形成的一种积极行为、日常刺激或者环境刺激进行关联。运用这种联想学习会激活包括海马体在内的内侧颞叶结构。大脑的其他区域——包括与运动相关的额叶区域、前额皮质和纹状体——也被认为与此有关。通过在新行为和现有线索之间建立联系来创造一种积极的关联，能够帮你避免对意志力的过度依赖。

将困难的任务与奖励联系起来

你也可以通过对自己的成就进行奖励来构建积极的反馈循环。每当你实现了目标，或者每当过程中的某个颇具挑战的环节被搞定，你都应该奖励自己（对别人也应如此）。

重复新的行为，记录你的进步

主流观点认为，成功的新行为必须被每天重复，而研究人员的发现却与主流观点相反，研究证明偶尔错过一天似乎不会影响最终的结果。要记得大脑喜欢的是一致性而不是完美。

记录自己是否成功地执行了新行为，还要记录新行为被执行了多少次。自我监控能够让你持续关注重要的目标，并把实现目标所要面对的障碍牢记在心，毕竟有太多会分散我们注意力的信息。

让同伴来监督自己

培养一个新习惯的第一步是把这个决心告诉至少一个你看重的人。还可以有意识地去寻找其他形式的外部动机。根据你想要养成的习惯，你还可以积极地利用社交媒体或其他技术来激发外部动机。

适度控制酒精摄入

酒精的饮用会影响整个大脑——当然也包括额叶。有研究利用磁共振成像（MRI）和正电子发射断层扫描（PET扫描）技术揭示出大量饮酒的人，其葡萄糖代谢水平较低，这也意味着额叶活动的减少和额叶能力的减弱。

学会快速阅读

这是一种非常有效且高效的阅读方式。快速阅读的前提是我们要了解自己的眼睛和大脑是如何运转的。快速阅读既能节省时间还有助于回忆。

花点时间想想每周你要用多少时间来阅读。想象一下，如果你能把阅读时间减半，还能保证理解并记住所有你需要理解和记忆的信息，那么你一年可以节省多少时间。然后，再乘以你认为合适的年限。再问问你自己：我能用这些被省下来的时间做些什么？最后，你会意识到两件事：

1. 如果你会快速阅读，你可能早就读到本书的这个部分了。

2. 如果你能熟练掌握快速阅读的技巧，你说不定不止能把目前的阅读时间减半。⊖

以下是关于如何快速阅读的简单介绍。

在开始阅读之前要动力充足

了解自己的目标和它的价值。确定阅读这份材料的好处和优势，制造一种兴奋的、充满动力的状态来感染整个身体。你参加那些活力满满的活动时是什么状态，就带着这种状态去开始阅读。

我们知道，我们眼睛里的瞳孔会根据其所接触到的光线数

⊖ 我们建议把目标设为每分钟读 1000 字，当然还要保证读完能够回忆起来。

量、瞳孔与被观察物体的距离以及我们感受到的动机程度来调整其大小。因此，你越有动力，你的瞳孔就会放得越大，它一眼能扫到的词就越多，你就会读得越快。

当然，快速阅读远不止这么简单。然而，快速阅读恰恰是一个很好的例子，它证明了边际变化可以为能力带来显著的差异，从而造成截然不同的结果。

提升阅读速度的关键在于理解你的眼睛是如何移动的

还记得眼跳吗？就是当我们用眼睛进行扫视的时候眼球出现的小跳动。当我们阅读时，我们的眼睛伴随着这些小跳在页面上移动。在每次跳跃之间，它们会短暂地停留，专注于它们正在看的单词。一旦这些词语被理解，我们的眼睛会再次跳跃，然后出现下一次短暂停留。起初，我们很多人在每一次停留期间可能只能看到一两个词语。我们可以通过以下方式提高阅读速度：

1. 增加我们在每次注视中看到的词语数量。

2. 缩短每次跳转之间的停顿。

利用你的周边视觉

周边视觉是高度发达的。我们正常的视野大约是 170 度，其中 100 度是由周边视觉构成的。我们可以在主要关注焦点的左边和右边看到很多细节。这就意味着我们注视一页纸——即便是很大的一页纸——的中间，不需要移动眼球就能看到很多词语。如果你不相信，那可以先把书放下，把目光聚焦在你所在的房间的墙壁中央。保持凝视墙壁中央，看看你的周边视觉能使你能看到房间的多少。能看到很多，对吧？肯定比任何纸张的宽度都要大。

阅读时使用一些尖头的物品来指引视线

在你正在阅读的那行字下面，用尖头指引物来快速移动。一开始每次关注两个词。

缩短每次停顿的长度

如果你能把停顿时间减少几分之一秒，你就是在提高自己的阅读速度。

增加每次注视的关注范围

当你每次关注两个词能够保持舒服地阅读，并且能很好地回忆，那么就把每次关注的词汇量增加到三个。一旦你适应了，就增加到四个，以此类推。通过练习，你用两次注视就能读完一行。如果你能用一次注视看完一整行，那么就把指示笔放在这一行的中间，然后往下移动。

停止默读

检视一下你是否会默读———边读一边在心里把这些词说出来。如果是这样做的，那么请停止这种做法。否则你的阅读速度将永远停留在你自言自语的速度上。想要成为一个真正快速阅读的读者，你需要用识别其他非文字对象或形状的方式——无声的方式——去识别词语。

再次花点时间快速地环顾一下你所在的房间。

你能很迅速地环视一周吗？

你是否能正确地识别出许多不同的物体、辨认出你所看到的各种颜色和形状？你是否感受到了各种各样的刺激？

在你看向下一个物体之前或者在你去感受下一个物体之前，你需要先告诉自己现在正在看的东西叫什么吗？

你对最后一个问题的回答肯定是"不需要"。如果我们必须对遇到的每一个新刺激进行命名，那么我们在这个世界上的生存之路将会无比艰辛。如果你想要显著提高你的阅读速度，就得首先接纳这样一个事实——那些词汇与其他的事物无异。你并不需要诉诸内在对话来看见和理解这些词汇。你需要的只是练习。你的大脑终会适应的。

避免回看

有时我们想重读一个词语或句子。这被称为回看（back-skipping）。我们最好避免回看的冲动，有两个原因：

1. 大多数时候，作者会在下一个句子或段落中再提到这个词汇或句子，这会让你想起你想要看的词句，或者帮你弄明白它的含义。

2. 你的眼脑系统真的很棒。要信任它，并信任联想学习的内在力量。

营造理想的阅读环境

最好的阅读光线是自然光。所以如果可能的话，请在窗户附近阅读。如果不行的话，在身后放一盏灯，使光线从你的肩膀上方射过来，并且与你写字的手方向相反。房间的日常照明也要如此。

你的书桌应该在椅子上方约 20 厘米处。椅子最好能促进良好的坐姿，使你的双脚能平放在地板上，背部挺直。

你的眼睛应该离页面大约 50 厘米。这能让你更容易关注到一组词汇，并且降低眼疲劳的可能性。

每阅读 20 ~ 30 分钟，闭上眼睛休息 2 分钟。也可以有意识地眨眼或使用眼药水。

使用略读和扫读

当你浏览一篇文章的时候，如果你的目的是获得关于文章的内容和风格的大体概览，你就会选择对文章进行快速略读。而你会通过扫读来寻找某些特定的信息。

为阅读不熟悉的文章做好准备

采取以下 4 个步骤：

1. 要清楚你的阅读目的以及相关的好处。

2. 花大约 2 分钟的时间让自己熟悉文章的内容和写作风格。可以看目录页，看章节标题和副标题。

3. 花 5 ~ 10 分钟扫读你要读的每个章节的第一段。

4. 读整篇文章。

使用特定的记忆系统

有一系列的记忆系统可以使回忆更容易。它们都基于两个关键元素：

1. 想象力。

2. 联想。

可以强化以上两大要素的特点包括：

1. 颜色。

2. 幽默。

3. 夸张。

4. 与个人的相关性。

5. 积极性。

6. 排序/顺序。

单靠事实和数据往往难以激发人们想要做出重大改变的主动性，⊖同理，名词的清单、数字或其他类型的信息通常难以被回忆起来。而我们能够记住很多事情这一事实当然要归功于我们超赞的大脑。但是通过把上述内容进行整合，我们能够让大脑更轻松——从而也让我们自己更轻松。我们不仅都能学会快速阅读，也都能学会以更轻松的方式进行记忆。

要实现这一点，我们需要找到能够积极地发挥想象力的方法，这些方法与我们自身直接相关，而且还能够帮助我们在重要部分之间建立关联性。你可以运用以下这个记忆体系来实现这一点：

记忆库

花几分钟时间，心平气和地坐下，想象一座你很了解且与你有积极关联的建筑，想象这座建筑的细节。让脑海中浮现出建筑物周边的画面。例如，如果你选择想象你的家，想象家门

⊖ 我们想说，科学家总想通过分享他们的研究成果来让大众做出相应的改变，他们等来的往往只是失望，这就是其中重要的原因之一。

口的路、花园、车库等。你需要注意建筑物的外立面。砖是什么颜色的？你能看见多少扇窗户？它们长什么样？用你脑海中的眼睛接近正门，注意它的外观，当你打开门时，留意门带给你什么感觉，让你听到什么声音。跨进门内。仔细地环视你所在的房间。你到底看到了什么？你能听到或闻到什么？尽可能多地与它产生联结。完成上述步骤后，你可以走到另一个房间。同样充分地感受这个房间。你可以在所选的房间里反复进行上述过程。

一旦你能轻松地进行这种内在旅行，你总能以同样的顺序经历同样的事情，那么就是时候把体验存进你的个人记忆库了。如何存入？把你需要存储的信息塞进去就好了。把你需要记住的东西放在建筑附近或者建筑内部的特定位置。如果你需要记住数字、名字或抽象概念之类的东西，你可以运用你的想象力为它们创造有形表现。例如，你可以用明亮的颜色——你真正喜欢的颜色——在一大张纸上写下来一个算式，把它裱起来挂在墙上。你可以用游艇的图像来替换数字 4（因为 4 看起来有点像游艇），把它放在大楼的入口。如果想要记住某一个人，你可以想一件他常穿的衣服，并把它放在恰当的地方。

关键是要对你想要回忆的事物或者细节制造强大的视觉联想——可以夸大，也可以加些幽默感（事实上，夸张和幽默的确很有帮助），然后在你的记忆库里有意识地把它们安置在特定的位置上，对它们排序。确保记忆库的每个部分所包含的都是相关联的信息。如果你想象的是一所房子，走廊可能是存放所有工作相关的细节信息的地方，车库里装的是能够让你想起旅行相关信息的记忆，厨房里可能储存的是家庭事务等。

假以时间和练习，你可以扩展你的记忆库，按照你的需求增加房间或区域。你要做的就是持续利用你的想象力创造个人的、愉快的、积极的和夸张的联想，而且有意识地对其进行分类和排序。其他的记忆体系也都遵循同样的原理，所以如果这个记忆体系不合适你，你可以去试试其他的记忆体系。

用好科技

正如本章前面所讨论的，大脑的能量并不是用之不竭的。从根本上讲，当我们说"管理我们的大脑"时，我们说的是积极主动地管理它的能量。

每一天，我们的大脑都必须解读什么是噪音，什么是重要的，但是无数的、高密度的刺激和准信息铺天盖地，它们日复一日地争夺着我们的注意力。

如果我们不控制这些数据流，我们就有可能成为它的受害者。

以下这些方法可以确保生活中的科技能够真正为你所用：

限制你看屏幕的时间

在现代社会中，我们绝大多数人的工作免不了涉及一些需要看屏幕的时间，对大部分人来说这个时间是每天几个小时。越来越多的研究表明大量的、重复的屏幕时间会影响大脑的多个区域，包括那些涉及情绪处理、给予注意、进行决策和控制认知的区域。

清除电脑上的干扰

虽然你的电脑首先是一种生产力工具，但是广告、撸猫视频、即时消息和多窗口任务使电脑也可以成为分散注意力的雷区。消除所有可能的干扰项。

创造让生活变得简单的系统

将信息进行编码并保存在数据库中，以便于搜索和访问。

每天检查邮箱和语音信箱的次数不超过两次

过于频繁地检查邮箱和语音信箱会降低我们的日常工作效率。退订那些和你的日常工作生活没有直接关系的邮件订阅和推送。

不要让收邮件成为每天睁眼的第一件事或者睡觉前的最后一件事

在一天的伊始，我们本该关注重要的任务，但是电子邮件会转移走我们的注意力。而到了晚上，收邮件会增加额叶的活动，扰乱睡前放松的过程。如果你不得不在晚上回复邮件，那么在睡觉前至少给自己留出 30 分钟的时间来放缓、放轻松。

有意识地管理你的手机

评估你手机上的现有内容，删除所有你用不到的应用程序及其数据。养成习惯，在准备下载新的应用程序之前，常问自己"我需要这些信息吗？"和/或"我需要这个应用程序吗？"

不要接听未知号码的来电

以此避免被一些出乎意料的事分散注意力，而不得不去适应新的变化。保存你的能量。如果来电重要的话，来电者会留言的。

关掉你的手机

如果可能的话，每天保证一段时间关掉手机或者开启免打扰模式。

执行重要任务时关闭所有辅助科技工具

每次你被其他信息提醒时，你的大脑都不得不进行调整，然后再适应。

远离科技产品，休息一下

你现在已经知道变化和休息对大脑很有价值，所以每天都留出一段时间让自己远离科技产品。

组织你的工作

以下是 6 个小贴士。

1）每天优先完成最重要的任务

每天我们都要面对一个"能量银行"。我们应该习惯于像花钱一样来使用能量。我们能够通过优先完成重要的工作，提升自己的动力，并由此增强用于应对未来的韧性。

2）如果可能的话，将相似的工作打包处理

这种做法使我们更有可能进入心流状态（flow state）。我们在第三章中提到过心流，它是一种功能性脑状态，能使我们完全沉浸于某种活动，与此同时思想和行动还能保持流畅且不受阻的状态。这是一种非常高效率的状态。

3）尽可能将会议和通话时间压缩至 30 分钟以内

这可以让你最大限度地集中注意力。你可以利用省下来的时间来休息或进行下一项重要任务。

4）减少会议中的干扰

如果要开会，选择有利于减少分心的地方来开会。如果可能的话，鼓励与会者关掉所有可能损害效率、损害创造性、损害任务乐趣的科技产品。

5）手写笔记

最近的研究发现，用笔记本电脑记笔记的人在回忆信息方面的表现比那些用手写方式记笔记的人要差。把信息用自己的言语表达出来这种简单的做法似乎可以提高我们的认知能力。

6）为明天做好计划

每天睡前为下一个工作日或学习日重新调整你的重要任务，以此来结束你的一天。

我们关于认知功能的思考到此结束。我们现在要从这个人类独特而重要的特质跳转到下一个重要的特质：情感。

值得考虑的科技产品

大脑 FM——致力于提高注意力的功能性音乐

"https：//www. brain. fm/" brain. fm

大脑 Co——测量注意力的脑电图头带

"https：//www. brainco. tech/focusfit/" brainco. tech/focusfit

Focus@ Will ——提高注意力的音乐

"https：//www. focusatwill. com/" focusatwill. com

神经追踪器—— 3D 认知训练

"https：//neurotracker. net/" neurotracker. net

Muse——脑电图冥想头带

https：//choosemuse. com/

第六章　低情商、高情商

"天赋是通过日常经历来更新情绪的能力。"

——保罗·塞尚（Paul Cezanne）

大脑启动——本章关注重点

以下是一些关键的事实和知识：

- 大脑的感知和行为是以情绪信息为基础的。
- 大脑的情绪系统是最先发展出来的。
- 我们平均每天要经历成百上千的情绪反应。
- 情绪让我们生存下来并走向繁荣。
- 大脑、心脏和胃共同参与情绪处理及情绪反应。
- 情绪管理对我们的健康和整体表现的影响是最大的。
- 情绪管理方面的持续困难会带来长期的负面影响。
- 在高压情况下，我们可以采取有利于健康的方式来对情绪进行管理。

你真的是感情用事的人

讲真的，你真的是这种人。我们每一个人都是。亲爱的读者，无论你是否已经意识到这一点，你就是感情用事的人。

但这到底意味着什么呢？什么是情感？它们服务于什么目的？当你读到我们的断言——我们认定你本质上是感情用事的——时，你有什么反应？你是否认、怀疑还是接受了这个事实？你会不会自动把它解读为一种软弱的表现——甚至认为这可能是一种你从未与自己的性别、职业或公众形象扯上关系的表现？抑或是你把它理解成与敏锐、觉察、同情有关的积极特质？ ⊖

不管你的本能反应是什么，不管你喜不喜欢，这句话都是事实。我们所有人都不只是有点情绪化；我们都非常情绪化。我们的祖先也是。人之为人，本就涉及情绪化。情绪是我们生活经历的核心。事实上，情绪是如此的普遍和强大，我敢打赌在某种程度上，莎士比亚肯定曾经想过"我们跟构成情绪的那些东西无异"这样的台词，当然，它最后可能变成了不同的版本。

那么，什么是情绪呢？

事实上，科学家们发现自己很难给出一种被一致认同和广泛接受的关于情绪的定义。那么，我们来试着下个定义：

"情绪是一种复杂的心理状态，它包括三个不同的组成部分：主观体验、生理反应以及行为或表情上的反应。"

虽然我们大部分人说不出情绪（emotions）和心情（moods）有什么区别，但心理学家却可以。原因如下：通常情绪的持续时间相对较短，它是强烈的，是由可识别的原因所引发的结果；而

⊖　你的感受到底如何？

心情往往不那么强烈，持续时间更长，而且通常在没有明确刺激的情况下出现。

在这一章中，我们将重点放在情绪上，因为尽管很难定义它们，但是情绪仍然是一种高效的信号系统。我们所面临的挑战是如何识别情绪并对这种信号做出良好的反应。

我们将从上述定义中提及的三个组成部分开始。

主观体验

想要对情绪进行定义、分类和理解，会面临诸多挑战，挑战之一就是情绪本质上的主观性。情绪的感受是一件见仁见智的事。一种能够使某人产生某种情绪的刺激，在另一个人身上可能会产生完全不同的情绪。举个例子，想象一下，假如你必须要乘坐世界上最刺激的过山车。仅此一个想法就足以让一些人感到兴奋，而另一些人则会被吓得瑟瑟发抖，还有一些人除了无趣之外没有什么其他感受。

当然，我们必须承认情绪是多维的、分层的，情绪所创造的一系列体验需要我们用自己的方式去定义。想想看在"幸福"这个门类下，我们的感受可能也会涵盖一个非常宽广的范围。

对你来说，什么时候满足会变成喜悦，什么时候喜悦会变成纯粹的幸福感？当你从情绪的一个层次进入另一个层次时，你发现了哪些不同之处？看到用来描述这些情绪状态的词汇时，你是如何理解的？有没有可能一个人的喜悦感对另一个人来说是满足感？

当我们意识到我们经常在同一时间体验到多种混合情绪时，关于情绪的问题就变得更加复杂了。我们刚才提到要坐最刺激的过山车时，有些人为此感到激动不已，而这其中肯定也有些人会承认他们的激动也伴随着一些紧张或恐惧的感受——这种或紧张或恐惧的情绪甚至有可能加剧了激动的情绪。接下来，我们可以去想想那些人生中的大事——比如离开家去上大学、结婚、成为父母，这些事件会唤起巨大的情感漩涡。这些事件和情绪又会引起生理反应。

生理反应

你是否曾感到自己兴奋得心跳加速或害怕得胃痉挛？你是否曾感到口干舌燥或手心出汗？你是否曾有过喜极而泣或开怀大笑的经历？

你很有可能有过上述经历，而且你还经历过各种其他的情绪并且以你特有的方式表现出这些情绪。情绪会引发身体的反应，而这种反应通常是无意识的。我们的无意识反应包括心跳和呼吸，它们是由自主神经系统控制（autonomic nervous system）的，该系统是周围神经系统的一个分支。各种无意识反应中最出名的就是我们的身体在感知到威胁时所作出的"战或逃"反应（flight or fight reaction）。在这种时候，我们的身体会自动地产生改变，使我们要么逃到安全的地方，要么直面问题进行解决。

虽然，关于情绪所引发的生理反应的研究总爱聚焦在这些自主反应上，但是最近越来越多的研究人员开始将他们的注意力转向大脑在我们的情绪体验和情绪反应中所扮演的角色。我们稍后会重点探讨这方面的内容，不过在此之前，让我们先把情绪的第三个要素介绍完。

行为反应

行为反应是我们表达情绪和感受的方式。当我们与他人互动时，我们需要准确地理解他人的情绪表达，而且我们认为这很重要，这种能力是成功沟通、建立关系和反过来被别人理解的关键所在。无法恰当地表达自己的情绪或者无法准确地解读他人的情绪都会导致误解甚至是厌恶。

尽管研究表明我们作为人类共同享有一些通用的情绪表达方式，但是文化的规范也强烈影响着我们表达和理解情绪的方式。

无论我们有什么共性，还是有什么文化差异，我们都要不断地表达和理解情绪。事实上，平均而言，我们每天都会经历成百上千的情绪反应。没错！成百上千！

不止如此：我们不仅每天有如此多的情绪经历，而且我们甚至在意识到情绪之前就已经感受到了情绪。丹尼尔·戈尔曼（Daniel Goleman）是《纽约时报》畅销书《情商》的作者，他写道："情绪大脑对事件的反应比思考大脑更快。"

这就是为什么我们能如此自信地说你真的是感情用事的

人。⊖我们离不开情绪，而且情绪的产生也非常频繁，下面将要介绍我们是如何制造情绪的。

边缘系统

边缘系统位于丘脑两侧的颞叶内，它涵盖了下丘脑、海马体、杏仁核以及几个临近的脑区。边缘系统在决定情绪的性质方面起着关键作用。⊜

下丘脑负责调节我们对情绪的反应。我们可以把它看作是身体的控温器。下丘脑负责调节的反应既包括饥饿、口渴、性满足和攻击性，也包括血压、消化、呼吸、脉搏以及自主神经系统的方方面面。例如，当一阵突如其来的恐惧感袭上心头，你会心跳加快，呼吸加速，这就是你的下丘脑在运转。

在将正在发生的事情转化为长期记忆的过程中，海马体可能起着关键的作用。这是一项至关重要的工作。海马体功能正常的人可能总是把创造新记忆的能力当作理所当然。我们都能够创造并储存相关联的记忆，并且能在必要的时候提取这些记忆来帮助我们做决定，分享信息或提供建议，并采取适当的行动。如果丧失了这个不断更新的记忆库，世界将会面目全非——而且世界的

⊖ 克里斯在这里说道：当他最近和一个朋友探讨本章内容的时候，这位朋友迅速指出他自己不是那种感情用事的人。但是，在接下来的 15 分钟里，他描述了他所经历的同情、内疚、怀疑、冲动和快乐。有趣的是，他在这个过程中完全没有意识到，他所谈及的这些都属于情绪反应。

⊜ 边缘系统也与记忆的形成有很大关系。（关于边缘系统的图释，请参阅第一章。）

可控性将会大大降低。海马体受损的人无法产生新的记忆，由此带来的可悲的结果就是——他们几乎无法应付日常生活对他们提出的要求。

杏仁核是由两团杏仁状的神经元团块构成的。在第一章中，我们把它描述为情感处理的中继站。杏仁核与大脑内部的诸多区域有联结，它不仅是自我保护的中枢——能够识别危险和威胁，影响我们感到恐惧、愤怒和攻击性的程度，能产生"战或逃"反应；它还能够影响其他情绪——比如喜欢和爱——的表达。杏仁核受损的人将无法体验到刺激所引发的相关情绪反应。举个例子，他们可能能够认出一个人，但却不知道自己是喜欢这个人还是不喜欢这个人。

不过，在制造情绪的过程中我们的大脑并不是孤军奋战，它与胃和心脏并肩协作。你可能有过这样的疑问——为什么我们总会习惯性地用到"心知肚明""心有所感"⊖这样的词。现在你就能明白了。我们用的这些词汇其实描述的是一种生理性的现实。

而我们的大脑是如何通过其他生理器官感受情绪的呢？这还要仰仗神奇的迷走神经——我们在第四章中提到过它。迷走神经

⊖ 原文为"gut instincts or heart-felt emotions"，直译为"消化道的直觉"或"心脏感受到的情绪"，这两个词在英文中为固定用法，意义为"直觉"或"情绪"。作者引用这两个词是想说明在英文中很多跟"情绪""直觉"有关的词组都包含大脑以外的器官，如"心脏""胃""肠""消化道"等。为了表达出这层意思，译者在此处翻译时采用了类似形式的中文词汇——"心"知"肚"明和"心"有所感。——译者注

从小脑和脑干发出，一直游荡[⊖]到你的腹部，其间连接着你的心脏和其他主要器官（见图6-1）。

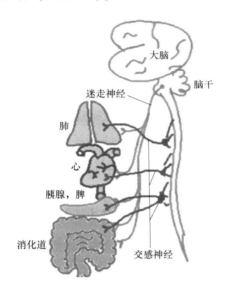

图6-1　迷走神经

迷走神经

从脑干"游走"到体内的器官，使器官镇定。

交感神经

从脊椎延展到器官，在紧急情况下引发压力活动或强化器官活动。

刺激迷走神经会叫停器官细胞内的炎症反应。这有助于免疫

———————————

⊖　迷走（vagus）在拉丁语中的意思是"游荡"。它也是"模糊"（vague）和"流浪汉"（vagabond）这些词的词根。

系统的激活，对躯体的整体功能也有帮助。

安静的、有镇定作用的活动能够刺激迷走神经，使它产生这种有益的效果。

图片来源：www.rawfoodsupport.com

迷走神经

迷走神经联结着体内的很多器官，在大脑和消化道之间的反馈循环中迷走神经处于核心地位。通过迷走神经，大脑和消化道之间才能进行持续不断的交互反馈。这是一个名副其实的反馈循环，因为一方面迷走神经不断地向大脑提供信息，告诉大脑身体内部以及身体外部环境正在发生什么情况，另一方面大脑也在反向反馈信息并且/或者基于收到的信息控制你的反应。我们通过这种方式形成情绪状态以及相应的行动。

迷走神经中80%～90%的神经纤维都在负责传递这种情绪性的、情境式的内在信息和外在信息，它们负责把这些信息传递到你的大脑！所以，当我们提到所谓"心知肚明"这种词时，我们实际上说的是一种重要的生理过程。而且，既然我们的大脑要处理如此多的情绪信息，它还得知道要把哪些信息共享或传递到哪些子系统以产生相应的行动或决策。

这些子系统包括：表皮系统、骨骼系统、心血管系统、内分泌系统、视觉系统、神经肌肉系统、淋巴系统、呼吸系统、消化系统、排泄系统、生殖系统和免疫系统。

心脏

　　你的心脏也与大脑相连，心脏通过迷走神经和四万个感觉神经元将信息传递给"指挥官"。正如图 6-2 所示，我们拥有一个重要的心—脑通信系统。正是这种连通性使得研究人员把心脏称为"小大脑"。

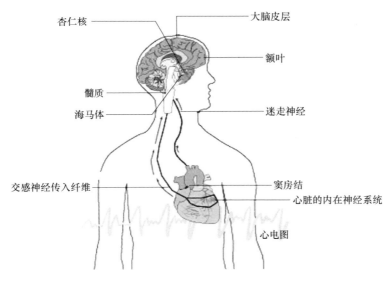

图 6-2　心—脑通信系统

图片来源：www.futurehealth.org

杏仁核

情感记忆的仓库，将新信息与比较熟悉的信息进行对比。与额叶底部相互传递信息。

大脑皮层

思考，策略，计划，反思，启发和想象。

髓质

包含控制呼吸及循环等功能的神经中枢。

额叶

根据收到的信息确定适当的行为和最有效的反应。

海马体

知识性记忆。通过决策对情况做出最有效的反应。与额叶顶部相互传递信息。

迷走神经

交感神经传入纤维

经由脊髓延伸至大脑。

窦房结（Sinus Node）

心脏的内在神经系统

心电图

你的心脏通过四种方式与大脑及其关联的体内子系统进行沟通，包括：

1. 与其他系统的神经系统连接（例如：胃和神经肌肉）。

2. 通过心脏产生的荷尔蒙。

3. 通过血压波产生的生物力学（biomechanical）信息。

4. 源于心脏本身的电反应产生的能量信息。

情绪的目的

我们是情绪化的生物，我们也需要如此。

为什么呢？在对各种情况进行反应和管控的过程中，在面临各种机遇和挑战并进行应对时，在绘制我们人生的蓝图和路径时，虽然大脑是总指挥官，但是情绪也在其中扮演着至关重要的角色。

事实上，关于安全、满足、幸福、决策、健康甚至生存，大脑有各种信息来源，而情绪是上述信息的主要来源。举个例子，恐惧看上去是一种令人不快的情绪。但是在适当的环境下，恐惧能帮助我们远离危险，让我们做好"战或逃"的准备，并最终让我们能够存活下来。而爱显然是一种更积极的情绪，它能激励我们建立有意义的关系，而且如果这种爱恰恰是对那个最特别的人的爱，那么爱往往还会引发繁衍的欲望。

我们所创造的情绪以及我们管理情绪的方式决定了我们的内在表现，进而对我们的外在表现产生重要影响。

情绪促使我们行动

如上所述，情绪对我们的行为具有驱动作用。而反过来，我们也倾向于执行那些能在内心制造出我们所喜欢的情绪的行为。我们会尽己所能去执行以下几类行为，a）能让我们体验到积极情绪的行为；b）能帮助我们避免——或至少减少——负面情绪的行为。例如，我们会选择那些能使我们感觉良好的兴趣爱好。这种"感觉良好"可以是激动抑或是平静，可以是感觉自己很聪明，或者是其他任何我们看重的情绪。我们本能地想要回避让我们感到无聊、悲伤或不足的情境。

情绪影响我们的决策

事实上，由于我们的情绪先于理性发生，所以情绪对我们从早上睁眼到晚上睡觉之间所做出的每一个决定都有着重大的影响。如果你认为你只依据逻辑进行决策，那你可能要反思一下了。真相是这样的：情绪不是理智的敌人，而是理智的基础。每当我们和这个世界进行交互，各种信号会先通过我们大脑中最古老的部分，而这毫无疑问会产生情绪。而且，你也要明白，你的情绪不仅仅会对你个人产生影响。

情绪在人际沟通中起到至关重要的作用

通过表达自己的情绪，我们为别人理解我们的感受提供了宝贵的见解；反之亦然。沟通是我们进行交流的主要方式。这就是为什么我们在前面说到，我们的大脑和肠道的确在进行沟通；原因就在于它们在交流。

通过人际沟通，我们会进行各种交流，其中就包括情绪的交流。我们越是清晰地理解对方的感受，我们就越有可能将我们的沟通调整到最适应对方感受的形式。除了语言的选择外，我们还可以通过面部表情、手势、姿势、呼吸模式、语音语调和语速来表达我们的情绪。这些都能帮助我们理解周围的人，这些信息使我们能够走进他人的内心世界。这样做，我们才有机会进行积极的、良好的沟通——交流。

情绪影响着我们如何行动

情绪是一种信号和能量，在高压力的情况下——例如在体育运动中——我们可以看到一些运动员在压力的作用下成绩骤然下降，这种情况通常被形容为"窒息"。在情绪不失控/情绪舒适的时候，基底神经节可以有效地加工感觉信息和运动信息的信号，而这会进一步引导我们的行为。基底神经节就像是一个十字路口，它一方面接收情绪输入，另一方面直接影响着我们在有限的时间内如何行动以及对结果的预期。这个过程中不涉及肌肉记忆，这里只有看见、感受、做，在情绪受控的情况下，我们在这方面的能力是游刃有余的。

情绪帮助我们生存

当然，这是情绪最重要的功能。这也是上述各种情绪的终极目标。如果管理得当，情绪能够帮我们避免威胁并在必要时进行自卫，情绪能帮助我们社交和繁衍。情绪在我们的生存中所扮演的角色是另一个重要的例证，证明是我们的大脑在幕后默默工作以确保大脑——以及我们——会赢。

然而，当情绪被误解时，或者当一个人的情绪体验和情绪表达失去控制时，代价往往非常巨大。

情绪管理不善的代价

　　情绪压力对社会和经济的各个方面都有着巨大的负面影响。情绪压力不仅会让财富付诸东流，成为创造力和成长的障碍，它还会损害效能，降低生活质量。[⊖]

　　据估计，在美国就医的人群中有超过 75% 的人是因与压力相关的问题而寻求专业帮助的。除了抑郁和焦虑，压力症状还包括：头痛和高血压、皮肤疾病以及心脏问题。研究认为：受负面情绪压力的影响，美国经济每年要为此付出超过 3000 亿美元的代价。

　　在英国，据估算每年与压力相关的疾病会导致超过 1 亿天的病事假，相应的经济损失大概是 12.4 亿英镑。

　　如此巨大的代价其实并不令人意外，因为长期的情绪压力实际上会改变我们的大脑结构，而这又反过来影响我们的大脑功能。长期压力的影响不仅包括海马体——也就是我们大脑中控制情绪和记忆的部分——的萎缩，还包括杏仁核的大小和连通性会发生有害的变化。

　　皮质醇释放量的持续增加会导致海马体和杏仁核之间的相互作用形成恶性循环，同时皮质醇释放的增加还会强化一种神经通路，这种被强化的神经通路会使我们的状态持续地固化在"战或

　　⊖　想想我们的退伍军人。有些退伍军人需要外界提供的专门服务以及随时随地的支持（确实应该如此），这无可厚非。如果我们真的关心他们的话，我们可以提供帮助。

逃"状态。

虽然在某些情况下，"战或逃"是一种恰当且必要的反应，但是这肯定不是一种我们应该长期维持的状态。长期的情绪压力恰恰会让这种"战或逃"的状态得以维持。而这一后果很严重，能够在成熟后分化为神经元的干细胞会因此减少，这会导致学习和记忆能力的丧失，也会增加焦虑或抑郁的可能性。随着时间的累积，肾上腺素的不断释放会损伤血管，这会进一步增加心脏病或中风的风险。

这只是几个我们的情绪健康影响整体健康的例子。从根本上说，我们的情绪健康是大脑中所有有益变化的主要动因，而且情绪健康也是所有其他健康参数的主要动因。

先暂停一下，让我们再重申一次：

情绪健康是我们大脑中所有有益变化的主要动因，而且情绪健康也是所有其他健康参数的主要动因。

我们真的是情绪化的生物，我们的情绪健康水平对我们的健康和行为的方方面面都有重要影响，包括：

- 心情。
- 有意识思维的质量。
- 对内在能量的感觉。
- 日常看法。
- 关注和注意。
- 处理速度。
- 记忆的编码和提取。

- 决策。

- 睡眠质量和睡眠数量。

- 对自己外表的感知。

- 心脏功能。

- 动脉血液流动。

- 消化效率。

- 内分泌沟通。

- 整体成长和恢复/修复。

　　这个清单可够长的，不是吗？仔细想想，这些行为时刻影响着我们的各项功能，而这些功能又影响着我们生命中的每一天。举个例子，你最近一次经历那种似乎无法控制的情绪变化，或者你最近一次意识到自己难以清晰思考或无法集中注意力，是什么时候？你最近一次绞尽脑汁想要回忆什么却又想不起来是什么时候？

　　所以说，我们有各种理由去学习如何积极地管理好我们的情绪。所幸的是，我们能够通过训练情绪模式或通过对情绪模式进行重复训练来实现积极管理，进而我们能够改善大脑健康，优化效能。

情绪管理

　　丹尼尔·戈尔曼说："如果你的情绪能力不受掌控，如果你没有自我觉察，如果你无法控制痛苦的情绪，如果你没有同理心也没有有效的人际关系，那么无论你多么聪明，你的前路都不会长远。"

他所做的各种与绩效相关的评估都印证了这个强有力的事实。它既称得上强有力，也称得上是一个事实，是因为情绪直接与大脑相关，它也通过迷走神经与胃和心脏关联着。如果我们的情商不够高，如果我们不能协同管理自己的情绪，我们的表现、进步和健康将不可避免地被约束和抑制。

从情商这个概念诞生到我们撰写本书为止，已经有近 3000 篇关于情商的科学论文被发表出来，人们关于情商的了解也日趋深入。戈尔曼说高情商的人有如下特点。

1. 任何时候都能识别出自己所感受到的情绪，继而能够 a) 管理情绪，b) 避免被情绪淹没。

2. 展现出很强的自我激励能力，恰当地完成任务，在需要的时候发挥出最佳水平。

3. 识别他人的情绪反应，并利用这种觉察有效地管理人际关系。

维克多·杜列维茨（Victor Dulewicz）教授和马尔科姆·希格斯（Malcolm Higgs）博士是情商领域杰出的研究人员和作家，他们认为情商有七个基本要素，分别是：

- 自我觉察。
- 情绪弹性。
- 动机。
- 人际关系敏感度。
- 影响力。

- 果断性。

- 责任和诚信。

自我觉察是指在自己出现情绪反应的时候能够进行识别的能力。情绪弹性是指能够抗住情绪不被情绪淹没的能力。如果没有这两种能力的并肩协作，我们很难维持高水平的表现，也无法使高水平的表现重复出现。一个有自我觉察且具备情绪弹性的人能够利用自身情绪来提升自己的行为，他们能够在必要时设法调动和/或抑制情绪，以此来达到他们想要的结果。在情绪这条"高空钢丝"上，他们能够在期望、必要性和需求之间找到平衡。

这些人愿意把自己置于如此具有挑战性和危险性的境地，是因为较高的动机水平激励着他们，而动机水平在很大程度上受情感承诺（emotional commitment）的影响并且与情感承诺的程度相适应。动机表现为人们即便面对反对或怀疑，仍然愿意为了追求某个目标而付诸行动的意向。

然而，我们很少单打独斗。大多数情况下，我们需要并肩作战，为了实现目标，我们需要理解别人的需求、期望、信仰、恐惧、希望和看法并且与他人产生共鸣。想要正确地识别他人情绪并做出恰当的反应，需要我们具有高度的人际关系敏感性，并辅以良好的沟通技能。我们需要具备积极主动地、和谐地影响他人的能力。⊖

我们还需要在最恰当的时间做出最优决策——有时即便在面

⊖ 更多关于沟通和影响力的内容将在第七章中进行介绍。

对模糊的、不完整的信息的情况下也要努力做出最优决策。果断性指的正是做出这种决策的能力和意愿，通常这种能力需要将感性的直觉和我们在第五章所探讨的理性思考进行结合。

综上所述，情商高的人能够将高度的自我觉察和自我控制与对他人的理解相结合，并且利用这些能力与人沟通，并激励和影响他人。关于情商的研究还得出了这样一个结论：尽管我们的情商水平在很大程度上取决于我们早期的童年经历，但是仍然可以通过训练、指导和培训来改善情商。

约翰在纽约举办的工作坊主要专注于探索冥想和呼吸控制的价值，并将其视为改善情商的行之有效的方法。

正念训练计划

他在介绍这一主题时告诫大家："我们需要在整个生命周期中对情绪模式进行恰当的训练——必要时甚至需要反复训练，如果不这么做的话，留给我们的将是一种可预见的情绪模式，它会经常让我们陷入消极的结果。"

然后，他将冥想描述为"一种有助于建立情绪调节、情绪韧性和情绪能力的方法"，并继续说道：

"将冥想作为一种训练方法并不是什么新鲜事。许多人研究过冥想的作用，论述过冥想的方法，相关文献引述过古代的历史奠基也引用了现代科学研究结论。证据明确显示：规律地运用冥想技巧不仅能改变大脑的结构还能改变大脑的功能。"

"威斯康星大学的健康心智调查中心（Center for Investigating Healthy Minds）对八位佛教僧侣进行了一项简单的实验，这八位僧侣进行冥想训练的平均时间达到 34000 小时。研究要求僧侣们在冥想状态和普通状态之间转换，科学家们观察了僧侣的大脑在其间是如何变化的。结果出乎他们的意料。他们观察到了高振幅的伽马波，表明僧侣们的大脑具有可塑性。这意味着僧侣们的大脑已经为改变做好了准备，并且从理论上讲，僧侣们的大脑的韧性比正常情况下更高。"

"冥想的方法有很多，但终极目标都是放慢有意识的大脑的认知加工速度。这会进一步减缓心率和肠胃活动，也会降低迷走神经反应。其结果是我们对注意力分配的控制力以及对情绪反应的控制力得到增强。"

"很多人肯定都知道冥想技巧的一个常规动作就是把注意力集中在呼吸的控制上，这有助于减少压力的外在表征，如高心率、出汗、胃酸增加、肌肉收缩、思绪增加——通常是警惕性或消极的思绪。"

"佛教僧侣们已经形成了一种被称为'同心'（heart coherence）的呼吸节奏。这是指呼吸和心率同步，伴随着吸气，大量氧气和葡萄糖进入大脑，心率也随之加快；而呼气时心率又会回落。习练者的呼吸频率维持在每分钟六次时效果最佳，它能让人得到明显的放松，对注意力的掌控增强，还能减少能量消耗并降低心率。"

"从本质上说，这种控制呼吸的能力使我们能够更好地掌控我们的中枢神经系统和周围神经系统。研究表明，呼吸控制对我们的创造性和/或保持情绪一致性的能力都具有积极的影响。就目前所知，我们人类是唯一一种具备这项能力的物种。我们在进化意义上的近亲黑猩猩并不具备这种能力，而大猩猩和猩猩对呼吸进行控制的能力更弱。"

"几千年前，人类就已经把呼吸控制视为一项正规技能并且已经开始传授这项技能；关于这项技能如何起作用以及为什么起作用的知识现如今终于揭开了神秘的面纱。你可以忽视它，也可以善用它。对于伟大的登山家杰夫·洛维（Jeff Lowe）而言，在压力下管理自己的情绪状态可谓是家常便饭，他说：'在紧张的情况下，记住深呼吸可以厘清头脑，也能放松肌肉。'"

"他所说的深呼吸正是横膈膜呼吸——用下腹部呼吸而不是用上胸腔呼吸。用下腹呼吸的核心优势在于：受重力影响，下肺部的血流量更大。这就是为什么横膈膜呼吸可以迅速改变一个人的中枢神经系统反应，为大脑提供更丰富的氧气和血液，消解各种不必要的应激反应。本质上，仅靠呼吸频率变化就能给整个中枢神经系统带来好处，使我们在面对挑战、压力以及令人不安的变化时能够保持镇静。"

在约翰的工作坊中，他在总结这部分内容时引用了一句古老的谚语"生命在于呼吸，有呼吸才有生命"。

又到了用总结来结束前半章内容的时候，接下来我们会讲到一些实用的方法，你可以用这些方法来进行情绪管理。

小结

- 大脑的感知和行为是以情绪信息为基础的。
- 大脑的情绪系统是最先发展出来的。
- 我们平均每天要经历成百上千的情绪反应。
- 情绪让我们生存下来并走向繁荣。
- 大脑、心脏和胃共同参与情绪处理及情绪反应。
- 情绪管理对我们的健康和整体表现的影响是最大的。
- 情绪管理方面的持续困难会带来长期的负面影响。
- 在高压情况下，我们可以采取有利于健康的方式来对情绪进行管理。

管 理 流 程

我们的建议

承认人类是情绪化的生物并且欣然接纳这个事实。管理和/或创造对你最有帮助的情绪，让情绪帮助你提高在生活各个方面的表现。学会利用你的情绪来帮助你实现你所期待的结果。

你可以这样做：

1. 要记住，如果能管理好情绪，那么情绪能够帮助我们生存并成长。

2. 开发自我觉察能力，能够尽可能快地准确识别出你自己的情绪。

3. 发展能够用于情绪管理的策略和技巧并付诸实践，这些策略和技巧要在三个层面上——主观层面、生理层面、行为层面——对情绪起到管理作用。

4. 要能够辨别赋予我们能量的、建设性的情绪和那些具有潜在破坏性的情绪——并对两种情绪进行相应的管理。

管理自己的情绪

第一步是要意识到我们可以管理自己的情绪——而且用充分的理由告诉自己，我们应该这么做。我们的情感先于理性发生，这个事实在某种程度上意味着我们的情绪反应：a）是一个镜头，我们要透过这个情绪的镜头去观察一切刺激；b）是一种关键性的影响力，它影响着我们的决策及后续行为的性质和质量。另外，丹尼尔·戈尔曼观察到："情绪是会传染的。"情绪是我们社会结构的重要组成部分。我们在任意时间点的感受都会像涟漪般向周围扩散并影响周围的人。所以我们对自己的情绪进行正向的、良性的管理不仅仅是对我们自己负责，更是对我们周围的人负责。

而且我们有能力做到。

我们的选择很丰富。对情绪的管理本质上是一种人—环境—策略的相互作用。我们需要做的就是选择那些最能够为我们的个人需要服务的选项并付诸行动。当你阅读以下的策略、技巧和小贴士时，你只需要选择你觉得适合你的——这句话似乎显得多此一举，但是我还是要强调这一点。外界总是不断地向我们推销某种以一当百的方法，仿佛有某种方法能够对所有人都产生恒定的效果——然而这正是所谓的"统一功效谬误"。这种谬误是一个陷阱，它忽略了一个事实，即我们人类的喜好多种多样，我们的长处也各不相同。正因如此，我们鼓励你通过经验学习来找到最适合自己的方法。我们将从关键的基本原则开始介绍。

自我觉察引发自我管理

在一次工作坊中，克里斯讲解了如何创建个性化的学习状态，在讨论这个话题的过程中又聊到了冥想。

一个学生问："克里斯，当你冥想的时候，你能停止思考吗?"

"我能。"克里斯回答，"不过你为什么问这个问题?"

"因为我希望能够在冥想中停止思考。这种清空大脑、不留一丝想法的感觉一定很棒。"

"听你这么说，我感觉你头脑中的思绪过多，以至于带来了消极的感受。"克里斯说，"否则你不会急于停止思考。我们的感觉、思考和行动之间显然存在着相互作用。自我觉察能力能够识别这种相互作用的本质——可以通过冥想和其他技巧来发展自我觉察能力——我们既可以在相互作用发生的过程中去识别这种相互作用的本质，也可以事先预判其本质并评估它的价值和适宜性，这样我们就可以酌情对这种相互作用进行规避、终止、缓和或鼓励。"

"增强我们的自我觉察意味着要认识到个人的优点和缺点，以及我们的激励和决策策略，我们的沟通模式，当然还有我们的情绪倾向。"

"根据我的经验，内在的寂静，对身体和心灵的静默的内观无疑是一种最积极的、最能赋予我们能量的状态。这种状态可以帮助我们获得关于自己和他人的洞察；它还能帮我们获得宁静和复原；它能够为创造力提供基础并推动创造力的提升，对个人内在的沟通及人际间的沟通也有类似的推动作用。⊖不过，我们管理自己思绪——特别是那些我们挥之不去的思绪的本质及其引发的影响——的方式也是决定我们的感受和表现的重要因素。"

"我们在沟通中如何产生影响力？重复是其中的一个重要环节。当我们与自我进行沟通时，重复同样重要，这与我们同别人进行沟通没什么两样。美国作家和诗人亨利·戴维·梭罗（Henry David Thoreau）也强调了这一观点，他说：'诚如一个脚印不足以在土地上开辟一条道路，一个思想同样不足够在头脑中开创一条道路。'如果想要在地面上形成一条深深的、物理性的路径，

⊖ 在第七章中会介绍更多的静默和沟通之间的关系。

我们需要反反复复地行走和踩踏。想要在头脑中形成一条意识的路径，我们必须反反复复地考虑那种我们想要用来主宰生活的想法。"

"如果我们的目标是获得积极的体验，我们需要反复使用和回顾那些积极的、有效的想法。我们需要积极地创造神经通路，引导我们进入积极的状态。"

"很显然，我们接下来要问的问题就是'该怎么做呢'，这也是一个很重要的问题——尤其是在困难的情况下。"

"答案是刻意去做。把它视为一种技能。所有的技能都一样，都需要训练和提升，都需要从没有压力的情景开始起步，然后随着时间的推移不断进展到更具挑战性的情景。在进行内在对话时，我们可以使用一个非常简单的词汇来帮助自己创建积极的心理联想，这个词虽然简单却很有力量，它就是'同时'。你需要做的只是在所有思绪结束的时候，用'同时'这个词进行一个有意的引导，形成一种积极的延续。举个例子，当你因堵车而被困在路上，因为被耽误的时间而感到沮丧，你心里会想'我上班要迟到了'。这个想法会增加你的沮丧感——而这种沮丧感又有可能变成更糟糕的情绪，比如愤怒。与其这样，不如简单运用"同时"一词将你的思绪引向不同的方向。你可以想，'同时，这个堵车的时间给了我一个意想不到的机会去想想生命中那些令我心存感激的事情'或者'同时，这给了我练习横膈膜呼吸的机会'或者'同时，这段时间让我可以回顾一下今天的会议计划。'"

"我们通过联想来创造意义。技巧就在于利用思维和情感去创造并建立有用的关联。'同时'可以帮助我们做到这一点，因为只要我们把这个词插入我们的内在对话中，它就会迫使我们从当前的思绪跳转到另一个新的视角。当然，我们必须让'同时'这个词只与积极的内容——让我们的感受比之前更好的内容——进行关联，才能让这套技巧起作用。我们可以随时利用这个技巧。即使在我们感觉良好的时候，我们也可以利用'同时'把我们的思绪与记忆、经验、希望、信念以及生活中的方方面面进行关联，以此增强我们的情绪强度，让我们的感觉变得更好。"

"用维克多·弗兰克尔（Viktor Frankl）⊖的话来讲，在刺激和反应之间尚存着巨大的空间，在这个空间之中我们有机会选择如何应对。从这个意义上讲，提高我们的自我觉察水平意味着找到刺激和反应之间的空间并加以利用，以最有成效的方式来准确地识别和管理我们的情绪、思想和行动。"

当然，控制我们的情绪是一项艰难的任务，因为，究其本质而言，情绪想要的是吞没我们，而不是被我们管束；情绪会让我们陷入到感受中去；让我们忽视可以加以利用的空间。情绪——无论是积极的还是消极的——都可以具有诱导性。

所以除了使用"同时"联想外，我们还能够运用自我觉察能力去做一些其他努力。

⊖ 维克多·弗兰克尔是奥地利神经科学家、精神病学家，也是纳粹大屠杀幸存者。

处理负面情绪

还记得我们在第一章讲过的神经递质吗？

神经递质分为两种：兴奋性和抑制性。兴奋性神经递质刺激大脑，抑制性神经递质使大脑平静下来。当兴奋性神经递质活跃的时候，抑制性神经递质起到平衡情绪的作用。

我们之所以要回顾这些内容，是为了强调以下这个观点：

情绪其实是我们大脑中的化学反应。

通过参与某些活动或执行某些行为，我们可以影响并控制这些化学物质，使它们为我所用。你有如下选择。

用你的身体、你的生理来转移注意力。

放松你的身体。每次选择一块肌肉（或一组肌肉），有意识地让它（们）收紧然后再放松。对身体的不同部位逐一重复上述动作，直到完全放松。

关注你的呼吸及其节奏，有意识地放慢呼吸，使用横膈膜呼吸。⊖

变换你的姿势。我们经常以某种习惯性的躯体方式来表达我们的情绪；我们甚至未曾意识到我们总是用同样的姿势来反映特定的情绪。如果我们在躯体上做出调整，就可以打乱一些不受欢迎的身—心联结，并由此转移到其他的联结上去。同理，如果我们发现有些行为动作只与消极情绪关联，那么我们就应该停止这

⊖　稍后会更深入地探讨横膈膜呼吸。

些行为和动作，并有意识地做一些其他的行为举动。

此外，如果你发现，当负面情绪出现时，你的视线总是聚焦在某一个点上，或者视线总是回到某一个点上，那么你要有意识地看向别处。举个例子，如果你在感到怀疑的时候会很自然地向下看然后向左看，那么你要试着有意识地在保持思维聚焦的同时让自己向上看并向右看。

把一个物体作为焦点

将你的注意力集中在一个物体或图像上（甚至可以聚焦在墙面的一个点上）；对它保持好奇，注意它的细节、形状和颜色。然后你也可以想象自己的呼吸与这个物体融为一体。怎么做呢？慢慢地吸气，仿佛要把物体周围的空气都吸过来一样，然后慢慢呼吸，想象着你的呼吸回到了它们来的地方。这里同样要使用横膈膜呼吸。

随身携带一个私人物件，只把它用作调节状态的工具。这个物件是什么并不重要，但是它要足够小巧，让你能随时随地随身携带——关键的是要把这个物件与控制和改变负面情绪相关联，而且仅与这个作用关联。只有当你需要调节负面情绪的时候才把它拿出来，在运用上述技术（或其他相关技术）的时候把它握在手里。长此以往，随着联系的建立，你就会发现单单是把这个东西握在手里，就能够自动启动情绪控制的过程。

运用其他分散注意力的技巧

分散注意力的技巧是指任何能把你的注意力从造成负面情绪的原因上转移开的方法。例如，你可以参加身体运动，听一段特别的音乐，找出两到三条与你对现状所持观点不同的看法（加上支持这种看法的证据）并把它们写下来。

运用视觉想象技术

　　视觉化是一种强大的心理演练形式，它的确能够刺激生理变化。举个例子，来自俄亥俄州克利夫兰诊所基金会的研究人员进行了一项研究，他们让一组志愿者想象屈曲自己的小拇指的画面，让另一组志愿者想象收缩自己手肘的画面，让第三组志愿者真实地进行小拇指的生理屈曲，并且是最大程度的屈曲。

　　每组志愿者要连续 12 周分别进行上述操作，每周保证 5 天，每天坚持 15 分钟。不出意料，进行生理训练的第三组志愿者收获最明显——他们的小拇指力量提升了 53%。然而，只通过视觉想象进行训练的第一组志愿者也获得了明显的提升！想象手肘收缩的第二组志愿者的屈曲力量提高了 13.5%；而想象手指屈曲的第一组志愿者，他们的手指外展力惊人地提高了 35%！

　　你可以使用可视化技术来帮助你改变当下的状态，当然你也可以利用这个技术来提前预演如何管理负面情绪。

　　以下是一系列循序渐进的练习，你可以按照这套练习来提高你的视觉想象力。

　　a）花 30 秒研究一张图片，然后闭上眼睛尽可能详尽地回忆它的细节。睁开眼睛看看你回忆得是否全面。注意哪些地方非常凸显，哪些细节被你遗漏了。用不同的图片反复练习，直到你的视觉想象完全准确为止。

b）花 30 秒研究一个 3D 物体，然后闭上眼睛，从各个角度对这个物体进行视觉化想象。像上一个练习一样，睁开眼睛评估一下你的准确性。同样，重复使用不同的物体进行练习，直到可以完整地进行视觉化。

c）花 30 秒研究一个 3D 物体，然后把它放在视线之外，睁着眼睛进行视觉想象。按此要求进行反复练习。

d）想象一个场景，一个你熟悉的地方，然后想象你自己在现场。像看电影一样看着你自己在场景中移动。

e）重复上一个练习，只不过这次不是像看电影一样，而是用你的眼睛看到周围的一切，就好像你活在那个场景里。关注自己是否会感受到一些与场景相关的情绪（要确保这些情绪是积极的）。

f）在对未来体验进行视觉化想象时，要调用一些用于构建记忆的内在元素。换句话说，利用自我觉察来准确地判断自己是如何记住积极的记忆的。

例如，辨别它们是否有颜色——如果有，颜色有多鲜艳？你脑海中的画面是动态的还是静止的？它们是 3D 的吗？你是作为画外人看到自己置身于画面之中？还是说你仿佛亲历场景一样透过自己的眼睛看到了画面？你能听到声音吗？如果能听到，声音有多大？注意所有的细节，并利用这些细节来构建你的视觉化想象。

我们大多数人对尚未发生之事的想象与对已发生之事的记忆是不同的。如果我们完全运用回忆过去事件的方式来进行内省沟通并想象未来事件，我们就可以提升对视觉想象的积极影响——我们将用经验来编码，而不是用想象来编码。

识别负面的诱因

诱因是能够制造特定情绪和身体反应的刺激。⊖如果我们能够识别出那些会引发负面反应的诱因,我们就能提前规划以规避这些诱因,进而/或者在遭遇这些诱因的时候通过视觉想象对它们做出不同以往的反应,并且/或者在遭遇诱因的时候利用前面讲到的其他技术来加以应对。

积极地反思你的感受和你目前管理感受的方式

区分主要情绪和次要情绪;识别哪些负面情绪最先出现,以及这些负面情绪是否进一步引发了后续的情绪。一旦你理清了这种关系,运用"同时"技术或者其他分散注意力的技巧来阻止这种连锁反应。

效仿那些能够管理好自己情绪的人

效仿需要我们先去发现别人为了实现目标而采取的主观策略、生理策略和行为策略,然后学习模仿这些策略。效仿的目标是识别他人在成功之路上如何感受、如何思考、如何行动,然后把这些学为己用。

要慎重地选择你想要效仿的人(或人们);我们需要选择那

⊖ 任何事物都可以成为诱因:人、地方、记忆、声音、气味、味道、想象、物品、活动等。

些能够反复成功实践的人——也就是能够持续地管理好个人情绪的人。然而，这些人不太可能有意识地察觉到他们为此所做的一切。所以你需要对他们进行观察和提问。

要知道，通过直接提问，你只能发现被效仿对象有意识察觉到的信息。如果被效仿对象已经精通了情绪管理之道，那么他们的感—知—行过程大都会是无意识的。所以如果可以的话，你应该观察他们是如何行动的。你可以让他们回忆某一次管理好自己情绪的经历，主动地在头脑中复原这个经历。在倾听他们的回忆时，近距离地认真观察，他们很可能会在复述的过程中自动地展示出身体行为。注意关注细节和顺序，细节决定成败，而且我们做事的顺序也会影响事情的结果，所以要对细节和顺序都予以关注。

你还要明白，你已经是一名优秀的模仿者了。无论我们是否意识到，我们从孩童时代就开始模仿别人，至今仍未停止。

在考虑负面情绪管理的问题时，不要忘了诸如恐惧等不受欢迎的情绪在某些情况下也是一种有效的生存保障。我们所说的负面情绪仅指那些会限制我们效能的情绪，这些情绪会阻碍我们，使我们难以实现预期的结果，或者会威胁到我们的健康。然而，我们免不了要面对那些具有挑战性的任务，这时我们要做的就是管理好情绪。具有挑战性的任务会带来我们不喜欢的情绪，如何面对这种挑战呢？我们可以采取以下这些策略。

改变任务本身

改变任务本身的要求，或者改变为了实现期待的目标所需要的行动方式。

改变环境

我们的环境会影响情绪，所以时不时地改变我们所处的环境会让我们感到舒适，提升效率。

减少干扰

当我们想要管理自己的情绪时，减少信息的输入会对我们的情绪健康产生重大影响。

充实任务

在不改变任务本身的情况下，添加额外的积极刺激的输入，比如音乐、电视、食物或饮料。

然而，情绪管理不仅仅是管理负面情绪这么简单。那些好的、积极的情绪呢？管理那些好情绪意味着什么？下面有一些实用的建议，希望能够对你有所帮助。

管理积极的情绪

明白什么会让你感觉良好——以及什么对你有好处

找出激发积极情绪的个人因素。搞清楚这些因素及其引发的情绪为什么——以及如何——为你的生活带来长期和短期的价值。有意地去频繁接触这些诱因并享受这些诱因带来的效果。

使用视觉想象技术

　　当你找不到这样的诱因时，可以利用视觉想象技术再造这种积极的体验和感受。要明白并且记住我们拥有控制情绪的力量，情绪不仅仅是当前外在刺激的结果；我们还可以有意识地营造情绪。所以，如果你想要感受一种特定的情绪，不用被动等待必要的刺激出现在你周遭的环境里，花一到两分钟时间通过视觉想象来重温那些强烈的体验，以此唤醒你所期待的情绪。

利用你的身体、你的生理，来推动情绪的创建

　　我们的身体既会反映消极情绪，也会反映积极情绪。利用前面介绍过的任意一种身体技术来重建和/或强化你的积极情绪。

建立并保持亲密关系

　　研究人员认为，拥有一个紧密的社交网络、与你的一生伴侣维持和谐的关系，能够提高幸福感和满足感。要经常提醒自己这些人际关系的价值并积极努力地去维护这些关系。⊖

善于管理时间

　　从某种意义上讲，善于管理时间实际上是良好的情绪管理的

⊖　第七章中将更多地探讨关系管理。

结果，也是对自我的觉察以及对自己与他人关系的觉察的结果。为自己而忙碌——特别是忙着做一些让我们感觉良好的事情——与按照别人设定的、我们自己并不认可的日程疲于奔命有着天壤之别。想办法活成前者的样子（当然，需要保证充分的休息和恢复）。

为美好的体验投资

体验能够刺激我们的情绪。美好的体验能够激发良好的情绪。它们还能创造良好的记忆，我们以后又能把这些记忆用作积极的诱因。如果我们能够与关系亲密的人分享这些体验，我们还能显著提升这种体验及其记忆的强度。

说到这里，让我们来介绍三种相互关联的方法，这三种方法既可以用来管理消极情绪，也可以用来管理积极情绪。

呼吸！

在探讨身体运动和休息及恢复的话题时，我们提出过一个非常基础的要求——动起来！而呼吸是比动起来还要基础的要求。

每一次呼吸都能为我们的大脑带来生命力，呼吸也为对我们的健康至关重要的过程——表现过程和生存过程——注入生命力。我们已经在前面说过，横膈膜呼吸是冥想和正念练习的关键要素之一。它影响着我们的大脑以及我们的感受，具体说来，呼吸是通过控制迷走神经来产生上述影响的。

横膈膜是水平横置于胸腔和腹腔之间的穹顶状肌肉。横隔膜呼吸的特征是吸气时腹部扩张，而不是胸部扩张。横膈膜呼吸的步骤如下：

1. 通过你的鼻子轻柔地、缓慢地吸气，在将空气吸入肺部的同时，将肚子向外隆起。

2. 屏住呼吸（数两个数）。

3. 微张嘴唇，轻柔缓慢地从口中呼气，核心向内收缩，收紧腹部，尽可能保持胸部静止。

4. 重复 3～5 分钟。

5. 在时间和日程允许的范围内每天尽可能多地执行上述流程。如果你尚未熟练掌握这种方法，我们建议你开始时每天至少习练 2～3 次。

如果你坐在椅子上习练横膈膜呼吸，请把双脚平放在地板上，弯曲膝盖，保持脖子和肩膀放松。

起初，这样呼吸可能会让你觉得有点异常、有点古怪。不过，它值得你去坚持。如果你觉得横膈膜呼吸有点困难，那么我想告诉你横膈膜呼吸是一种你需要从记忆深处找回的技能，而并不是需要从头学起的新技能——因为当你还是新生婴儿的时候，你天然的呼吸方式就是横膈膜呼吸。

只不过当你在襁褓中进行横膈膜呼吸时，你并不知道这种呼吸会影响你的中枢神经系统，而且缓慢的横膈膜呼吸对以下方面都有着积极的影响：

- 心理紧张。
- 心率。
- 呼吸速率。

- 边缘系统过度活跃。
- 皮质醇（压力荷尔蒙）的释放。
- 肾上腺素的释放。
- 垂体刺激。

正因为横膈膜呼吸可以用来控制压力、焦虑、"战或逃"反应，所以这种呼吸法被广泛地教授给运动员、艺术表演者，当然还有执法人员和军事精英。这项简单的活动确实能够为大脑带来活力，能够安抚不必要的压力反应；并且能日积月累地强化一种在面临挑战、面对高要求，甚至在面临潜在危险时，仍然能保持适度镇静的能力。

我们要介绍的下一个技术和横膈膜呼吸一样，也是一项我们已经反复提到过的技术。

冥想

在克里斯的学习状态研讨会上，一旦有讨论的机会，话题就会回到冥想这个主题上。克里斯是这样定义冥想的："冥想的练习形式多种多样，它包括呼吸控制和对于特定外部刺激或内部刺激的专注，它的目的至少包括使身心获得平静以及提升对当下的觉察。"

他接着解释道："冥想有很多种不同的方式。有些冥想法鼓励人们专注于某件事物，比如专注于一朵花、专注于烛火，甚至专注于你自己的影子。有些冥想则专注于听觉，听一个声音或一段音乐，或者重复某个特定的颂词。其他冥想法则强调关注自己的呼吸——无论你是自然呼吸还是刻意进行横隔膜呼吸。你也可以通过静静地思考一个特定的问题来进行冥想。或者你还可以通过让思绪油然升起、静观其变来进行冥想，这时你是思绪的旁观者而不会参与其中。你也可以让另一个人来指导或引导你的冥想。最后，请记住，你可以站着、坐着、躺着，甚至在行进中冥想。比如说，你可以一边走路一边习练上面提到的各种冥想法。"

在研讨会上，克里斯还谈到如何用两"片"冥想夹着一整天做成一个三明治，"我知道这种说法很奇怪"，他说，"我的经历不断告诉我，在每天的一头一尾进行冥想能够把冥想的益处发挥到极致。早上一睁眼先进行冥想，这有助于为接下来的一切设定状态；而作为睡前准备的最后一个步骤，冥想有助于帮我的身心进行平静和放松，而且它会开启巩固的过程，帮我们巩固一天所学。"

"对于那些刚开始冥想的人，我首先建议你们通过尝试来找到对自己最有效的方法——先从直觉上最吸引你的那种冥想法开始尝试，然后用少则 5 分钟多则 10 分钟的冥想把一天的活动和经历夹在中间。日积月累，可以逐渐将冥想的时长增至每次 20 分钟。"

如果你既没有时间也没有意愿去进行冥想，我们的第三种技巧可能更适合你。

快捷重启

快捷重启是指被有意插入我们日程中的一小段非常简短的时

237

间，我们用这一小段时间主动让大脑从繁重的负担中解脱出来进行恢复并重获能量。

在压力下工作的人们大多错误地认为，如果我们停下来花点时间重置我们的情绪状态、身体状态和精神状态，那么我们就是在浪费时间。这种想法大错特错，没有什么比能量管理和效率更重要。

如果我们经常顶住压力咬牙坚持（这实际上意味着我们没有倾听大脑传递出来的需求），那么就会导致过度训练，而过度训练会削弱中枢神经系统。此外，持续 45 分钟的高强度工作后，我们的注意力、行动力和决策能力会显著降低。所以通过让大脑得以恢复，我们实际上不但没有浪费时间，反而提高了效率。

快捷重启正是约翰所倡导的这种做法的一个例子，他也用这个方法来训练他的精英运动员们。如果你愿意让快捷重启成为你生活的一部分，你可以这样做：

- 每小时休息一到两次。
- 在你的智能手机上设置一个（至少）两分钟的定时器。
- 采取一种放松的坐姿。
- 闭上你的眼睛。
- 使用横隔膜呼吸放慢你的呼吸速率。

就是这么简单。

如果你想增加点花样，也可以利用音乐。我们知道音乐既能从身体上也能从情绪上打动我们。音乐对我们的大脑有着亲密而强大的影响。我们所有人都有过这样的经历：因为听到一首歌或一段音乐而完全改变了自己的心情。之所以会这样是因为倾听音乐可以改变我们的边缘系统，进而影响边缘系统与其他器官沟通情绪的方式。从本质上讲，音乐可以改变我们大脑中的化学物质。我们可以利用这一点来帮助自己进行快捷重启。

这种神经强化训练非常简单，只需要把一些慢节奏的歌曲或音乐放到一个列表里播放，然后给自己时间做以下事情：

- 每小时休息一到两次。
- 采取一种放松的坐姿。
- 闭上你的眼睛。
- 使用横隔膜呼吸放慢你的呼吸速率。
- 听一到两首歌或乐曲。

音乐的节奏越慢，或者说每分钟的节拍数越少，就越有助于帮你放慢你的大脑、心率和呼吸频率，这反过来又会把你的中枢神经系统切换到恢复模式。

现在我们来到了本章的结尾。关于情绪管理的思考为我们打开了一扇新的大门，现在我们跨过这扇门，进入下一个与情绪管理紧密相连的主题——社会化和沟通。

第七章　我们是社会动物

"人天生是社会性的动物。"

——亚里士多德

大脑启动——本章关注重点

以下是一些关键的事实和知识：

- 我们是社会性的生物，我们大脑的大小就是我们社会性的体现。

- 每一次互动都会改变我们的神经生物性，并且增强我们大脑的神经可塑性。

- 社会联结实现了我们的生存需求以及更高层的需求。

- 我们对社会联结的需求对我们的整体发展至关重要。

- 社交互动能促进一般认知功能。

- 我们拥有专门负责社交智慧的神经系统，该系统称为镜像神经元。

- 语言影响我们的大脑，因而也影响我们的情绪和表现。

- 我们的面孔透露出我们的情绪状态；读懂别人情绪的能力有助于我们管理好互动关系。

● 科技正在改变我们的社会；我们需要确保谨慎而妥善地使用科技。

重新联结

在第一章介绍了"指挥官"，那时候就谈论过"联结"的重要性，我们是这么说的：

"大脑就像身体的指挥官一样，它的力量来自于它的网络和相关的联结。与指挥官的角色类似，当大脑最看重的东西都得到了相应的支持，那么它就会更好地履行自己的职责。"

从各种意义上讲，我们大脑的运转方式映射了我们对于社会网络的需要，也映射了我们对于社会网络相关联结的需要。大脑的运转方式使我们具备了学习、适应和生存的能力，这些能力都是通过大脑内部潜在的、不断变化的神经网络来实现的。而我们需要大脑的这些能力来构建并维持社会网络，并从中获得利益。

加州大学洛杉矶分校的心理学、精神病学和生物行为科学教授马修·利伯曼（Matthew Lieberman）写道，"我们的神经网络就是为联结而建构的"。我们的神经元从一个突触到另一个突触相互作用，强化已有的神经通路并发展新的神经通路。我们作为一种社会化的动物也是如此，我们喜欢与他人互动，持续增强那些我们最重视的关系，同时根据千变万化的经历和需求构建与之相符的新的关系。

让我们花点时间来考虑一种特殊的关系：友谊。如果我们问你："如今生活在地球上的人类中，你认为有多少人至少有一个朋友？"你会怎么回答？即便你说不出具体数字，是不是也会非常肯定地回答说"绝大多数"或者"几乎所有人"或"远远超过90%的人"。如果你这么回答的话，那你就答对了。而且你很可能会这么回答。毕竟，几乎你认识的每个人都有一两个朋友，对吧？实际上，这似乎是一个毫无意义的问题，不是吗？

尽管我们对"熟人"和"朋友"的界限有不同的理解，对"酒肉朋友"和"掏心窝子的挚友"之间的区别也有不同的认识，但是我们都以这样或那样的方式经历着友谊、理解着友谊的概念。正是这种关于友谊的共同理解——这种普遍性——不但不会使我们的问题显得毫无意义，反而会凸显出这个问题的重要性。

让我们再花点时间来想想，大多数人所认为的"友谊的必然"究竟意味着什么。想想看：某个你原本不认识的人最终成了你信任的人，成了你可以倾诉秘密的人；一个完全陌生的人最后变成了你在遇到困难时想要寻求建议和帮助的对象；某个被引荐给你的人，或者某个偶遇的人，或者某个和你共事的人，最终成了你生命中为数不多的令你感到自己被理解、被关心、被在意的人。

如果这个人是你的家人、与你有血缘关系的人、从小跟你一起长大的人、你早就非常熟悉的人，那么这或许还说得通，但是友谊不是这种关系。我们的朋友最开始只不过是一个路人，是我们甚至不会去看第二眼的人。只不过在某个时点，不知怎的，发生了某些事情，然后我们之间建立了关系，然后通过双方的共同努力我们把这种关系变成了友谊。

如果你以这样的视角来看待友谊，会觉得它妙不可言，是不是？特别是当你想到这个星球上的每一个文化中的每一个社群，以及每一个社群中的每一个人几乎都在有意地去努力创建这样的关系，这件事就显得更奇妙了，是不是？而友谊只是我们所建立的各种不同类型关系中的一种。我们的社会生活非常复杂，但总的来说，我们基本上能够应付好如此复杂的社会生活。我们有这种能力。为什么？因为对我们每个人以及对人类这个物种来说，社会化都是至关重要的。

在自我觉察的发展过程中，我们的社会互动起着至关重要的作用，而且社会互动也对我们的整体生活体验以及我们造成的结果起到重要的作用。如果管理得当，社会互动能够增强我们的幸福感，也能够提升我们各种行为的质量。社会互动有这样的影响是因为它会对大脑产生持续的、无可避免的影响，进而又会影响我们的神经系统的生理学和解剖学构造。反之，如果我们对社会互动管理不当或者管理不佳，那么社会互动会对我们的感受和表现带来负面的影响。

不过，我们的大脑不仅仅是被动地接受社会互动的影响，大脑也推动了我们对社会互动的需求。我们可以把大脑视为一个"社会大脑"。我们的确为了建立联结而生。如果你曾好奇为什么我们拥有这么大（相对于我们的体型而言）的一个大脑，答案即将揭晓：

我们拥有这么大的大脑就是为了社交。

实际上，估测大脑大小——尤其是被称为新皮层（neocortex）的最外层大脑的大小——的最重要的指标，就是该物种所在社会群体的规模。"指挥官"不仅有自己的内部网络，它还要鼓励并确保我们能充分利用自己广泛的外部社交网络。自人类存在之始，这就是我们一直在做的。

科学家认为，我们祖先的大脑的大小达到人类水平的最早时间是 60 万年前。那群祖先们生活在非洲，被称为海德堡人，他们的出现早于智人和尼安德特人，而且有趣的是，他们是最早开始进行协作狩猎的原始人。

当然，现在我们协作的方式多种多样。这样是有道理的。协作能够帮助我们生存、学习，帮助我们维持人类这个物种的主导性优势。我们的大脑很大，所以我们可以与很大的群体进行社交。我们进行社会化交往是因为成功的社会化交往能够显著增加我们满足身体需求和情感需求的机会，能够显著增加成功解决问题的概率，进而从长远来看增加我们人类这个物种存活的概率。再说一次，大脑总是赢家。

事实上，社会化对我们来说非常重要，甚至每当我们一个人独自闲下来的时候，我们就会对自己的社会生活进行思考。只要你没有参与某种需要脑力资源的活动，你的大脑就会引导你去频繁地思考你的社会联结，你有没有想过这是为什么？

人类大脑会对各种各样的刺激做出各式各样的反应，神经科学家们显然对此非常感兴趣，不过，科学家们对大脑在相对更休闲、更无事可做的状态下所做出的潜在反应也进行了很多研究。他们在这方面有所发现，并将其命名为"大脑的默认网络"。[⊖]这是一个可以从解剖学意义上进行定义的相互联结的系统，每当我们做白日梦、陷入回忆或者畅想未来的时候，这些通常与我们的社会互动密不可分的状态就会激活"大脑的默认网络"。所以说，在那些看似无所事事的时光里，我们无意识地花了一些功夫试图去理解他人的动机、目标和感受——特别是当这些"他人"与我们不同时。

由此引发的问题是：

我们本能地在空闲时间思考社会问题，究竟是因为我们经历了太多的社会互动，还是因为我们的大脑使我们天生如此？

乍一看，这似乎是一个先有鸡还是先有蛋的问题——讨论的是孰先孰后，孰因孰果。从某种意义上说，的确如此。一项研究结果表明，我们70%的对话都是关于社会问题的，这更让我们觉得这是一个因果性的问题。好在，通过利用我们在第一章中介绍过的那些精妙的科技工具，我们能够研究大脑，基于此科学家们能够帮我们解答这个难题。问题的答案就藏在以下两个主要的发现之中：

1. 新生婴儿有"默认网络"活动的表现，由此可以得出一个结论：早在一个人对社会世界的复杂性表示出兴趣之前，"默

⊖ 有时候也被称为默认模式网络（default mode network）。

认网络"这个大脑系统就已经存在并开始运转了。

2. 人们即使是在繁重的工作后进行短暂的休息也会激活"默认网络"系统，即便在我们希望大脑能够专注于某项任务的时候，大脑也会自动将注意力转回到社会互动上去。

如此看来，"默认网络"是我们大脑神经网络的一个重要组成部分，而不是社会活动的必然结果。"默认网络"是一个有力的证据，它说明我们天生就是社会性的动物，创造强有力的社会联系能够为我们带来短期和长期的利益，帮助我们生存和发展，及帮助我们形成个人认同并获得自我价值。

即使在现如今这个快节奏的、技术驱动的世界，社会联结的重要性仍然无可撼动，我们要通过社会联结来回答"我是谁"以及"我如何生活""我如何学习""我如何去爱"的问题。布琳·布朗（Brené Brown）身兼研究员、作家和公众演说家等多种角色，她对"联结"的定义是："……当人们感到被关注、被倾听和被重视时，存在于人们之间的能量；当人们可以不带批判色彩地给予和接受时，存在于人们之间的能量；当人们从关系中获得支持和力量时，存在于人们之间的能量。"这或许过于理想化，然而被认可的需要、被理解的需要以及归属的需要的确是最强大的力量。早在 20 世纪 50 年代，亚伯拉罕·马斯洛（Abraham Maslow）博士和杰罗姆·弗兰克（Jerome Frank）博士就专门探讨过这种需求。

如图 7-1 所示，马斯洛的需求层次理论与最新的神经科学发现相一致，该理论强调：如果基本需求得不到满足，那么更高层次的需求则更加难以实现。⊖我们在本书中反复陈述，如果不能保证相对稳定的睡眠、水分、营养和身体运动，我们的大脑将无法展现其最佳效能。而这些人类生存的基本面又会进一步赋予我们构建社会联结的能力，我们又进而从这些社会经验中实现多方面的发展和成长。

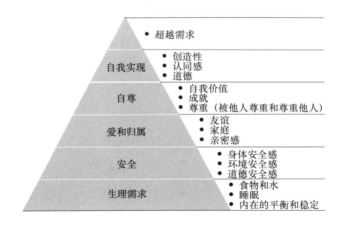

图 7-1　马斯洛需求层次理论新解

图片来源：www.mirkocasagrande.com

杰罗姆·弗兰克也有类似的看法，他试图在自己的著作《劝导与治疗：心理治疗的比较研究》（*Persuasion and Healing：A Comparative Study of Psychotherapy*）中探寻心理疗法的科学机制，他的结论是：在任何有帮助作用的关系中，人与人之间的关系的质量是带来改变的首要驱动力，这种关系的质量特别体现在互动

⊖　当然，不同的需求也可以被同时满足。

中表现出的真诚、真实和开放的态度，以及由此建立起来的希望。这一观点在 20 世纪 90 年代的后续研究中得到了进一步的证实。弗兰克的书于 1961 年首次出版，现在已经是第 3 版了，但仍然能够给我们带来很多启发。

路易斯·科洛兹诺（Louis Colozino）印证了弗兰克博士的理论成果并将之发扬光大，他将人类大脑描述为"一个适应性的社会器官"，与他人的良性互动和消极互动都会刺激大脑的成长。他还用"社会突触"这个词来描述人类进行交流的空间，科洛兹诺说，交流会对大脑的社交网络形成刺激，而这种关系实际上会从长远上影响人脑的构造。

根据科洛兹诺的说法，互动如何影响我们的大脑以及如何影响我们的互动对象的大脑，取决于我们如何填充交流空间。这既涉及有意识行为，也包含无意识行为。举个例子，我们可能会有意地选择对某个人微笑、挥手或以某种特定的方式说话。不过，我们也可能会通过自己的姿势、手势与对方的距离，通过凝视或瞳孔的扩张，通过肤色的变化或呼吸的变化，传递出无意识的信息。科洛兹诺解释道：

"通过社会突触与他人接触会刺激并激活神经系统，这会影响神经元的内在环境。这种激活反过来又会触发新神经元的生长以及蛋白质的转录，由蛋白质所构建的神经元不断扩展、连接，组成一张高效的网络。基础假设是：爱意满满的、具有安全感的依恋关系能够构建健康而又富有韧性的大脑，而冷漠的、缺乏安全感的依恋会导致大脑容易遭受压力、失调和疾病的负面影响。"

　　因此，正如大脑的神经元通过突触进行相互联结一样，我们通过社会化和交流与别人相互联结，和谐发展。我们在第一章中提到过，有一些特定的神经元能够帮助我们建立这些联系。让我们来聊聊这些神经元。

镜像神经元

　　科学家们在对猕猴进行研究的过程中首次发现了这种神经元。帕尔马大学的维托里奥·加勒斯（Vittorio Gallese）博士和他的同事们指出：当猕猴观察到另一只猴子做某个动作的时候这种神经元会被激活，而当它自己做出同样的动作时也会激活该神经元。由于这些神经元在观察或执行某个特定行为时都会被激活，它们便有了"镜像神经元"这个名字。在人类的大脑中也发现了镜像神经元，它们存在于我们的运动皮层、躯体感觉皮层和顶叶皮层，详见图7-2。

　　无论我们是在观察还是在实操，镜像神经元都会被激活，这个发现显然与人类的学习过程有关联。作为人类，我们通过观察和实践来学习（当然不排除还有其他的学习途径）。我们如何发展新能力，我们如何解释并预测他人的行为呢？这可能都离不开镜像神经元的重要作用。在大脑中负责产生语言的布洛卡区也发现了镜像神经元，不难推断它们在语言的学习和表达过程中可能也发挥了重要的作用。

　　除了学习，镜像神经元还有可能在哪些方面扮演重要角色呢？它们能够帮助我们在社会突触之间搭建桥梁，甚至能够帮我

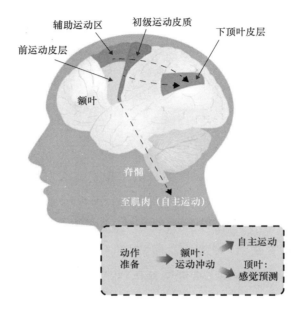

图 7-2 镜像神经元的位置

图片来源：dameunsilbidito. wordpress. com

们与他人产生共情。比如说，看到别人表达恐惧、悲伤或喜悦的
情绪，会激活我们自身的一些相应的或相似的情绪反应。出于日
常的个人经验，我们能明白自己的所见、所做、所感都是紧密相
连的。如果看到一个看上去很悲伤的小孩子，我们很难不为眼前
所见而动容，不是吗？这很可能就是我们的镜像神经元所起的
作用。

　　关于镜像神经元在我们的个人发展和人际交往中所起的作
用，我们还有很多尚未了解之处。正因如此，许多研究人员仍在
对它们进行研究，探寻它们对我们产生的各种影响——包括但不

限于对我们的意图、学习、同理心、自我觉知以及语言的发展和使用等方面的影响。尽管研究之路任重道远，⊖但镜像神经元已经为我们提供了一种洞见，帮助我们理解大脑如何影响我们所做的一切。

我们不仅仅体会着别人的情感体验。有时候，我们真是想尽办法只为让别人获得良好的体验。有时甚至在面对那些素不相识的人时，我们也是如此。更令人难以置信的是，即便这么做不会带来任何现实的好处，我们仍然会这样做！

很有可能你自己就这样做过；那你应该对我们所说的这种情况心知肚明。也有可能你在此之前从来没有对这种行为产生过疑问，你只是做了件好事，然后不带走一片云彩。那么现在让我们问一个问题：为什么我们有时会愿意把别人的利益置于自己的利益之上？这是一个重要的问题，这种意愿是社会黏合剂的一个重要组成部分，而正是这种社会黏合剂将我们凝聚在一起。猜猜看我们要去哪里寻找答案？⊜揭晓答案之前，先让我们来看一些有趣的相关案例。

携手合作，先人后己

有时我们为别人做事是因为我们觉得有自己义务这么做，因

⊖ 而且研究之路永无止境。
⊜ 没错，猜对了。当然是大脑。否则这本书就不会叫这个名字了。

为我们觉得自己在某种意义上亏欠对方。出于这种原因的义务感被称为"互惠"。已经有很多研究试图揭示互惠的力量。[注] 其中一项重要发现表明：当甲觉得自己欠了乙的人情债，他不仅会偿还，而且还会提供比乙原来给予的恩惠更有价值的回报。我们似乎并不满足于投桃报李式的回报。我们需要通过提供比原先得到的更多的回报来体现我们的感激之情。

然而，如果不是互惠机制在发挥作用呢？那又会发生什么呢？如果说我们在许多情况下，仍然总是努力想要确保所有相关的利益保持公平，甚至是我们把别人的利益放在自己的利益之上，你或许也不会感到惊讶。

在一项研究中，参与者被要求玩一个类似于囚徒困境的游戏，这个游戏会向参与者提供金钱奖励，该游戏测试的是参与者对另一个人的相互信任和合作的意愿。一旦参与者了解到对方愿意与自己平分奖励，超过 60％ 的玩家会主动选择给自己少拿些奖励——与其他玩家平分奖励。而真正有趣的点在于，当参与者了解到这一信息时，他们也可以选择把所有的金钱奖励据为己有，不给对方留下半毛钱！然而，他们并没有这么做。他们并没有只考虑自己的需要而不顾别人。他们选择按照所谓的公平原则来行事。

另一项研究使用 fMRI 扫描技术来研究人们在做出关于慈善

○ 如果你想更多地了解关于互惠的研究，可以从罗伯特·西奥迪尼（Robert Cialdini）教授的成果入手进行学习。

捐款的决策时的大脑活动情况。研究由两部分组成。首先，参与者被问及是否愿意接受 5 美元。这是一份没有任何附加条件的礼物。你大概能料到，人们会果断收下这 5 美元。此处没有意外。而接下来发生的事就很有意思了，参与者被问及是否愿意牺牲掉一部分刚刚得到的利益，来凑 5 美元的慈善捐款。选择很简单：要么留着你刚得到的 5 美元，要么牺牲掉一点金钱来让别人获益。许多人做了利他主义的选择。或许，这也没什么好惊讶的。那么，你认为参与者大脑中的奖赏区域在哪种情况下最为活跃？是当他们不劳而获得到 5 美元的时候，还是当他们为慈善事业捐了一些钱的时候？是后者。这样看来给予比接受更具有获得感。

你可能会想，这背后的原因或许是由于感受到了社会压力，也就是因为我们觉得自己需要遵从他人认可的方式来行事。好吧，但实际上这似乎并不是原因。我们按照自己认为对的方式做出真诚的选择与迫不得已遵从某些规则行事完全是两码事，这两种情况会激活不同的脑区。之所以有些决策会让我们感觉良好，是因为这类决策会激活大脑的奖赏区域，包括腹侧纹状体——它是位于前脑的一个区域，它与边缘系统相互联结。当我们出于遵守社会规范的需要而做出决策时，奖赏区域是不会被启动的。而那些在囚徒困境游戏中选择适当放弃个人利益以促进平等分享的玩家们，其大脑的奖赏区域展现出了高度活跃性。

从中似乎能得到这样一个结论，在合作关系中，为了给予他人，即使牺牲掉自己的利益也会让我们感觉良好。因为这种选择本身就具有奖赏的性质。我们的大脑为这种内在的奖赏提供了保障。

社交还会带来其他奖赏。单纯从别人口中听到自己被重视、被欣赏也会像其他更有形的奖励一样激活我们大脑的奖赏系统。事实上，正向反馈对我们的影响是非常积极的，以至于我们有理由让正向反馈成为工作场所沟通、教育沟通和医疗保健沟通的必不可少的组成部分。我们稍后会在本章阐述语言的重要性，让大家明白语言会影响我们的大脑，进而会影响我们的感觉和表现。能够传达认可、喜爱或赞美等信号的正向词语对我们的确有好处。

社会交往还能带来一个好处，那就是团队合作。合作可以提高我们解决问题的能力，让我们能够分享知识，取长补短，通过模仿和指导进行学习。合作还能够增加分享和正向反馈的机会。

积极的、规律的社会互动也能改善我们的工作记忆和我们的自我监控能力。它还有助于降低发生抑郁等问题的可能性，这种作用对老年人和独身的人尤为明显。我们不仅仅具备适合社会交往的大脑结构，而且实际上还能通过社交来改善大脑的健康和性能！这是一种难得的双赢选择。

然而，这位"指挥官"的社交结构也潜藏着痛苦的一面。

社会排斥和离别之痛

既然我们人类作为一个物种，以群体的合作为基础不断进化，我们共同生活，共同学习，共同工作并共同生存，于是也就不难理解社会排斥会造成伤害。然而很多人仍然否认这种伤害的存在，更糟的是，很多人认为表达出这种痛苦是不坚强或者过度敏感的表现，这不禁让人瞠目结舌。

那么，让我们明确一下：社会排斥是痛苦的，它会令人受伤。社会排斥与其他的疼痛无异，它造成的痛苦就像拉伤肌肉或折断骨头一样疼。总而言之，它真的会痛。你看，社交疼痛和身体疼痛都是通过激活你大脑的同一片区域来让你体验到痛苦的。这片脑区叫作背侧前扣带回（dorsal anterior cingulate cortex），它位于大脑的顶部和前部。研究人员发现，我们感到的疼痛——无论是社会性的还是身体的——越剧烈，背侧前扣带回就越活跃。

如果你曾经因为在酒吧碰到的漂亮姑娘不想搭理你而感到难过，或者因为没有被团队选中而感到沮丧，抑或因为没有被邀请参加聚会而感到伤心，那么你体验到的其实都是自然的痛苦。这种痛苦不同于身体上的伤害，它通常会引发我们对自我价值和自我认同感的质疑和怀疑，这是一种不愉快的体验。摔断腿——如果有过的话——几乎不会威胁到你的归属感。事实上，身体上的伤痛往往能带来我们想要的支持。然而，被拒绝的痛苦会带来伤害和孤立。拒绝的痛苦是如此的强大，我们即便被自己不认识或不喜欢的人拒绝，也一样会体验到这种痛苦。

印第安纳州普渡大学的研究人员对一些人的大脑反应进行了研究。这些人在互联网上进行投球活动，其中有些人被有意地排除在接投球的圈子以外。参与者认为自己正在玩一个线上游戏，自己与另外两个陌生人把球来回地"扔来扔去"。一段时间之后，另外两个人——他们实际上是经过预先编程的虚拟形象，而不是真实的人——开始故意只把球传给彼此，不让被试者参与进来，让他只能在一旁观看。结果呢？参与者对这种意想不到的拒绝表现出愤怒和/或悲伤的感觉。

看来我们真的不喜欢这种被忽略的痛苦。即使对方是我们素未谋面也永不会再见的人，即便这种忽略只发生在屏幕上，而没有发生在真实生活中，也一样会引发痛苦。

我们同样不喜欢的还有离别之痛。不幸的是，在我们的生活中，失去所爱之人或被迫与所爱之人分别是一种无法避免的现实。依恋理论最早在20世纪50年代进入人们的视野，最初该理论被用来解释第二次世界大战期间在孤儿院成长的孤儿和其他无家可归的孩子的行为。失去依恋所造成的困扰是一种社交困扰。举个例子，婴儿在啼哭的时候，他们并没有意识到谁是自己的父母或者主要监护人。哭声是一种求救信号，为的是向父母发出警报。这很重要，它是一种早期的动态交互沟通循环，而这将会持续一生。

人们很容易认为，对婴儿来说，依恋的需求是以对食物的需求为基础的，婴儿的依恋不是以满足社会化需要为目的的。也就是说，在人类发展的婴幼儿阶段，其关注的重点是营养和其他基本需求的满足，重点不在于人际交往。事实并非如此。和其他哺乳动物的新生幼崽一样，人类的婴儿无法照料自己，他们的生存完全依赖于他人。然而，婴儿每天愿意舒舒服服地躺在妈妈的怀抱里，被妈妈抚摸着、拥抱着，是因为婴儿觉得这个抱着自己的人有母亲的感觉，而不是因为这个人能够给自己供应食物。即使是在新生儿时期，我们也需要与他人建立联系。和父母长期分离不仅会增加婴儿体内的皮质醇含量，也会导致大脑眼窝前额皮质的变化，该区域位于大脑额叶区，在决策、社交调节和情绪控制方面起着关键作用。

社会化尽管有很多好处，但它同时也能带来真切的、剧烈的痛苦。然而，这种痛苦——尤其是与排斥有关的痛苦——也可能带来好处。毕竟，痛苦通常是一种具有正向价值的信息。遭到社会排斥的感觉所引发的痛苦会传递什么信息呢？也许它传递的信息就是：我们需要避免被孤立，因为当我们是一个有凝聚力的团队中的一员时，我们的生存机会最大。这个信息能鼓励我们避免陷入孤立和被拒绝的伤害。想要远离拒绝之痛，最显而易见的办法就是与我们的群体保持融洽，如果做不到，那就加入另一个合适的社会群体。

我们对社会联结的需求是如此强大，以至于当这种需求无法被满足的时候，会严重影响我们的健康。在短期内，我们对食物、水、温暖和住所的即时需求高于我们对人际关系和人际互动的需求，这是不言自明的。我们不跟别人说话仍然能活很久，但是我们不喝水却活不过三天。但是即便如此，研究表明，缺乏适当的、支持性的社会关系对健康造成的威胁可以与吸烟、高血压、肥胖和缺乏体育锻炼媲美。

正如诗人约翰·多恩（John Donne）所说："没有人是一座孤岛。"我们在一起会更快乐、更安全。我们共同构建社会群体，而且生活在其中是具有进化意义的。我们所构建的文化既是我们与社会群体之间的纽带，又是我们对社会群体形成认同的途径。

文化与大脑

我们认为文化是一个社会的成员所共同拥有并共同接纳的习俗、信仰以及与之相关的行为。这些因素对方方面面产生着影响，包括：问题被定义和解决的方式、喜好的建筑风格、使用的符号、吃的食物（以及吃的方式）、家庭单位的性质、法律的构建和实施、宗教、对他人的态度以及对社会福利的获得。我们已经介绍过镜像神经元，也讲过社会互动和我们对联结以及归属感的内在需要是如何影响大脑的。基于上述内容很容易得出一个结论，我们所浸润于其中的文化与我们的大脑发育及其功能有着密切的关联。

事实上，我们还可以说得更精确一些：你所在的社会以及这个社会的核心价值观对你的大脑影响最大。举个例子，研究表明，长期的经济困难——生活在贫困中的人们所面临的问题——对问题解决和决策都有负面影响，其造成的认知功能上的损失相当于智商下降了 13 分。而有证据表明，在财富的另一个极端——经济上享有特权的年轻人们——陷入物质滥用、情绪障碍和违规行为等问题的比率都高于普通人。

来自不同文化背景的人会对相同的情况持有不同的看法，这似乎也是不言而喻的。他们看待事物的角度不同，突出或强调的因素不同，有时会得出截然不同的结论。这也没什么好奇怪的，毕竟不同的文化强调的价值观会有所不同，而这又反过来影响我们的神经活动。举个例子，一项研究揭示出：在想到自己的母亲

时，西方参与者和中国参与者的大脑活动存在差异。当研究人员
要求参与者想自己的时候，西方参与者的内侧前额叶皮层被激
活，这是大脑中对自我参照信息进行处理的区域。在西方参与者
想自己母亲的时候，这个脑区不会被激活。而中国参与者没有表
现出这种分别，在他们想到自己和想到母亲的时候，内侧前额叶
皮层都是活跃的。

由此可见，我们的文化、社会、家庭对我们的大脑有着显著
的影响。上述因素的共同点是沟通。

沟通

正如我们之前所说，沟通是我们进行交流的首要途径。我们
会和爱人、同事以及陌生人沟通。我们通过沟通交换想法以及信
息、信念、思想和感受。我们希望别人理解自己，同时也希望能
够了解别人。我们要学习、教导、劝勉、鼓励、说服。我们保护
并拥戴那些我们支持的人，反对那些我们不支持的人。我们通常
通过使用语言、姿势、表情来进行沟通，也可以通过在各种媒介
上分享图像来交流。

有时，我们对自己和周围人产生影响的方式也并非出于我们
本意。我们会对自己的所见所闻产生误解，也会制造出不由衷的
情绪反应。我们本想要开发自己的潜能，却可能阻碍或限制了自
己的表现。有时我们需要提醒自己，这种沟通过程是件非常复杂
的事。沟通几乎是从未停歇的，但是沟通的本质和内涵却瞬息万变。

虽然要面临诸多挑战，所幸的是，我们奇妙的大脑加上我们对积极的良性互动的渴望，使我们能够一起努力让事情朝着好的方向发展。我们是怎么做的？

我们倾向于对自己听到的词语、自己所看到的姿势和表情进行恰当的理解。而且我们能做的远不止于此。

沟通技巧在很多情境中都很关键，然而我们大多数人在沟通技巧的提升方面只接受过非常有限的训练。我们认为既然自己拥有沟通的必要条件——我们有感官，也有说话的能力，还有大量的练习机会——就会自然而然地在沟通方面变得优秀。这种假设是有缺陷的，它有两个漏洞。首先，有意识的技能发展依赖于循序渐进的训练，但训练可不仅仅是重复。其次，单凭练习并不能缔造完美。事实上，错误的练习可以限制甚至伤害能力，无法增强能力。

我们之所以能对沟通进行良好的管理，是因为大脑在帮助我们。是大脑在幕后尽一切可能确保我们能赢。尽管大脑自身也会被我们自己的语言和行动以及他人的语言和行动所影响，但是它仍然在尽力帮我们赢。

想想"不"这个字眼。研究表明，我们仅仅是看到或听到这个字，就会导致各种各样的压力荷尔蒙和神经递质的释放，而它们反过来会破坏我们的语言处理和沟通能力以及我们保持理性的能力。如果你说了这个字，进而使用其他的消极语言，更糟的是如果它们在你心里挥之不去，那么你会面临非常现实的风险——这会干扰你的睡眠，损害你的记忆，并对你的情绪管理产生负面影响。影响我们大脑的不仅仅是我们的沟通。和经常使用消极语言的人长期在一起，还会增加我们的焦虑和易怒程度，甚至会增加对他人的偏见！

那么，使用积极的语言有相反的效果吗？值得庆幸的是，答案似乎是肯定的。不过有一点需要注意，心理学家兼研究员芭芭拉·弗雷德里克森（Barbara Fredrickson）以及其他研究人员认为，要想抵消消极语言的影响，需要五倍以上的积极语言才行。由此带来的启发是，如果你希望自己能持续地表现良好，那么你需要管理好你的内在自省沟通和人际沟通，确保积极的信息至少要达到消极信息的五倍。

语言影响我们的大脑，进而影响我们的表现，这应该不足为奇。我们的大脑构造就是为了社交而构建的，而沟通恰恰是我们进行社交的方式；这就是为什么我们会花大把的所谓的空闲时间来对沟通过程进行回顾、理解或者想象。我们的大脑也需要接受他人与我们分享的无数信息。这对我们的健康和生存至关重要。但有时候，这种接受也会妨碍到我们。

意大利都灵大学医学院的生理学和神经科学教授法布里齐奥·贝内德蒂（Fabrizio Benedetti）进行了一项研究，他告诉一些人高海拔会增加头痛的可能性。这些人在高山滑雪时，比其他那些不知道这一风险的人更容易头痛。这种负面影响被称为反慰剂效应（nocebo），与安慰剂效应（placebo）正好相反。

然而，语言并不是我们用来分享信息和影响他人的唯一方式。面部表情也很重要。保罗·埃克曼（Paul Ekman）博士是面部表情研究的先驱，他致力于通过面部表情来洞察情绪体验。如果你看过大获成功的美剧《别对我说谎》（*Lie To Me*），那你应该已经在这个虚构的故事中接触过保罗·埃克曼博士的研究领域了。

我们可能都知道，在面对面沟通中非语言交流是很有影响力的，而且非语言交流才是面对面沟通的核心。我们都同意我们能够做出各种表情，也能够识别各种各样的表情，包括但不限于：爱、威胁、好奇、恐惧或者欢迎。

埃克曼的研究揭示出一些面部表情是放之四海皆准的；但是最近的研究则似乎证实了文化/社会背景的力量，近期研究表明面部表情具有文化的特定性。这并不是说情绪不会引起自然的生理反应，而是说这种反应以及对反应的理解会因文化的不同而存在差异。这就是为什么我鼓励大家问明某种表情的含义而不是去猜想其隐含的意义。

虽然独特的文化体验造就了表情的差异，但是人性中关于面部情绪表达的理解仍然存在一些共同点。当我们想知道某个表情有什么含义时，我们的大脑就是理解其含义的共同基础。大脑提供了一个强有力的机会，让我们能够通过沟通和交流来强化联系我们的纽带，而这条纽带有助于保障我们的健康和效能。

埃克曼同样关注所谓的微表情（micro-expressions）领域的研究。微表情基本上是一些在脸上一闪而过的、无法控制的情绪表征。由于我们的情绪先于理性发生，微表情能够为理解真实的感受提供清晰的洞见，只不过这样的线索转瞬即逝。微表情能够揭露出我们本想掩饰的情感，或者揭示出我们本想要否认的真相。它们是真实感受的重要指标，因而能够揭示真实的动机，以便我们进行后续的交流、规划后续的行为（见图 7-3）。

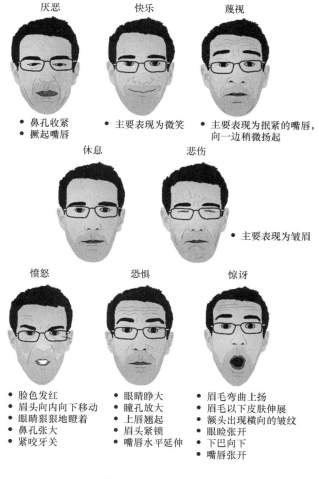

厌恶
- 鼻孔收紧
- 撅起嘴唇

快乐
- 主要表现为微笑

蔑视
- 主要表现为抿紧的嘴唇，向一边稍微扬起

休息

悲伤
- 主要表现为皱眉

愤怒
- 脸色发红
- 眉头向内向下移动
- 眼睛狠狠地瞪着
- 鼻孔张大
- 紧咬牙关

恐惧
- 眼睛睁大
- 瞳孔放大
- 上唇翘起
- 眉头紧锁
- 嘴唇水平延伸

惊讶
- 眉毛弯曲上扬
- 眉毛以下皮肤伸展
- 额头出现横向的皱纹
- 眼睑张开
- 下巴向下
- 嘴唇张开

图 7-3 识别微表情

图片来源：52-infographics.blogspot.com

我们能够通过训练学会识别微表情。一旦获得这项技能，它会大大增强我们对他人的理解，也能帮我们提高对他人可能的反应做出预测的能力。

华盛顿大学的心理学名誉教授丹尼尔·戈尔曼的工作重心就是解释微表情。他对夫妻如何沟通、如何争吵以及如何和好进行了大量的研究。戈尔曼将微表情的识别与各种心理生理数据（如出汗、心率变化和皮肤温度等）相结合，加上对沟通内容的文字编码和统计模型，来探究夫妻离婚的可能性。他的预判是否准确呢？

戈尔曼和他的同事们从 1992 年到 2000 年用了九年的时间进行这项研究，他们能够找出哪些人可能会离婚，哪些人可能不会分手，而且准确率高达 90%！我们的语言——无论是文字语言还是身体语言——不仅具有影响力，而且能够泄露天机。

我们所经历的无数社会互动对我们的大脑有着频繁且明显的影响，这方面的研究被称为人际神经生物学。

人际神经生物学

丹·西格尔（Dan Seagal）博士和艾伦·肖尔（Allan Schore）博士是人际神经生物学领域的鼻祖，这门学科鼓励通过多学科的方法来更好地了解大脑，这门学科探究的是大脑如何影响我们的社会交往和人际交流，以及社会交往和人际交流如何反过来影响大脑。鉴于约翰对合作力量的认可，不难猜出人际神经生物学一定是他偏爱的研究方向。他用自己在最精英、最高效的环境中的工作经历作为例子，对此进行了讲解：

"我承认有时候独处非常重要，独处让我们有机会去发现并控制一些变量，从而让我们能够加深最终的领悟；然而如果想要学到更多，我们必须愿意并且能够采取合作的方式。我与高效能人群——尤其是军队——共事，这种环境需要这样的整合，我们需要将多种理解方式结合在一起，以便为每个人提供最佳的学习路径。"

"有必要强调一下，这种以团队为基础的方法要求我们——也就是专家们——专注于自己最擅长的事情并对此负责，除此以外心无旁骛。我们都要有自己的赛道，而且要守好这条赛道。我的意思是，我们需要了解足够专业的知识来为整套流程提供绝对的价值，同时我们需要抵制一切试图让我们超越自身专业界限的诱惑。一旦我们踏出自己的赛道，就不再是为我们的用户服务，而是为我们的自我（ego）服务。"

"这种整合模式并不仅仅适用于军队。这种模式是发展我们对大脑相关知识的基础，相关的知识包括：心理健康、教育、养育、体育和组织领导力等形形色色的课题。"

人际神经生物学的研究正在帮助我们理解社会互动如何影响我们的神经生理结构以及我们大脑的神经可塑性。例如，在上一章中我们提到过，迷走神经作为持续的互动反馈循环中的一部分，其80%~90%的神经纤维都致力于向大脑传递情感信息、情境信息、内部信息和外部信息。其中很多信息来自于我们的社会互动及社会互动所发生的环境。能够准确理解这些社交线索——如语音语调、面部表情、手势姿势以及距离等——对于确保我们的生存至关重要，也对我们发展人际关系必不可少。

多层迷走神经理论的创始人史蒂芬·波吉斯（Stephen Porges）博士强调了迷走神经在社会参与中的重要作用。他通过开创性研究为迷走神经反应的分析提供了一个平台，让我们能在生物—心理—社会背景下理解社会行为。尽管大脑的首要任务是确保我们的生存，但是大脑也是以让人类能够社会化为目的进行构建的。无论我们是否能意识到——通常我们意识不到——我们在不断地对环境以及我们与环境的互动进行扫描和解读，以此来识别安全或威胁的信号。

根据波吉斯博士的说法，当我们感到安全时，我们才能真正参与社交活动，这会降低我们的新陈代谢需求、促进健康、促进增长并加速恢复。当遇到挑战时，我们首先的反应是通过调动面部表情、语言和语调来试图促成谈判。如果失败了，我们的新——从进化的角度来讲比较新——社会参与系统会停摆，使我们能够做出更原始的"战/逃/定"（fleet，fight or freeze）反应。

第三种反应是"定"，也就是在面对看似不可避免或势不可挡的威胁时整体停摆，这是一种古老的防御机制。当我们的神经系统检测到最严重的风险时，会出现这种反应。不是说大脑会尽其所能帮助我们生存并获得胜利吗？停摆怎么能实现这种效果呢？原因在于，在没有其他选择的情况下，我们的大脑会千方百计帮助我们脱离当前的处境。有时这可能意味着我们会昏厥。如果我们能够脱离现实，我们就能少些痛苦——无论是身体上的痛苦还是情感上的痛苦。我们变得麻木，甚至可能演变到丧失意识的地步。

我们对社交的需要以及我们对他人的依赖——特别是在早期未定型阶段——可能会带来重大的风险。我们已经说过，社交痛苦和身体疼痛一样真实、一样具有威胁性和有害性。有时候我们的互动会伤害我们。有时这种伤害甚至是重复的。一个可悲的事实是，在某些情况下，我们很难逃脱这种伤害。如果我们的社会关系剧烈地或反复地触发我们的"战/逃/定"防御，这些社会关系会改变我们的脑—心—胃反应以及迷走神经反应。这会进一步有效地破坏我们在发展的关键期与他人建立联结的能力。

然而，这并不是唯一的风险。还有另一种形式的社交可能会对我们的神经产生负面影响，这种社交不需要我们前面所讨论到的那些能力，由此导致那些能力得不到必要的发展。这种社交是什么？就是社交媒体的应用。

以下是波吉斯博士对社交媒体及其与教育的关系的看法：

"在这个社交的新天地里……我们从人际互动中将人与人之间的交互剥离出来。我们从同步交互模式，进入异步交互模式。⊖现在的我们会留下信息，之后再阅读信息，形成一种不涉及同步的交互模式。我们建构当今世界所遵循的原则是那些难以面对面应对他人，却能很好地应对事物的人所采取的原则。"

⊖ 同步交互发生在双方都实时参与的情况下，例如面对面沟通或电话交谈。不满足上述条件的交互就是异步交互，例如短信或电子邮件。

"从临床的角度来看，许多临床疾病的确是患者难以调节自身与他人的关系而更偏好于处理自身与事物的关系所造成的……我们所掌握的情况是，这些患者的神经系统无法驱动互惠的社会互动，他们在"安全感"方面存在障碍，因此很难体验到那种有益的生理状态——这种生理状态能够促成积极的社会行为、健康、成长和恢复。对这些人来说，社交行为不能让他们平静，反而会带来破坏性。"

"问题在于我们的社会——包括我们的教育体系——强调的正是与物的互动而不是与人的互动。"

"教育的变革正在与面对面交互渐行渐远。学校正在把 iPad 塞到学前班和小学生手中。我最近看到一则新闻说某学校一年级的全体学生都有 iPad，学校的管理人员和教师对此感到非常自豪。在摄像机捕捉到的画面中，教室中的孩子们都盯着 iPad，他们不看自己的同学也不看老师。"

"这种趋势的后果是什么？这种趋势会导致神经系统失去适当的锻炼机会，无法训练与社会参与行为有关的神经调节回路。如果神经系统得不到这样的训练机会，那么神经系统就不会发展出自我调节以及调节与他人关系的能力和韧性——更何况是在面对挑战的情况下。"

"如果学校继续沿着这种'科技进步'的轨道发展，孩子们将得不到到适当的神经训练，无法拓展出一个有效的神经平台来承载社交行为和状态监控的功能。"

"……在当前这个以认知为中心、以智力为中心的社会中，压力似乎在迫使我们每个人摄取更多信息，但是我们却不明白我们的神经系统需要在特定的生理状态下才能提出大胆的想法，才能促进创造力和积极的社会行为。"

"当今的教育没有为音乐和朋辈玩耍（如团队性的体育运动）创造机会——虽然这些都是训练社会参与系统的好机会；恰恰相反，我们把这些当作'课外'活动，认为这类活动会打扰到认知活动，毕竟认知活动的目标是迫使孩子们在教室里坐更长时间。"

我们并不是说在对生活的改善中没有科技进步的一席之地，科技显然对生活的改善有所贡献。我们想要传递的信息很简单：

请确保你有目的地使用科技来改善大脑的健康和功能。了解用什么科技以及何时使用。而且永远要把看别人摆在最高优先级，这一定比看屏幕更重要。

即使我们永远也无法像保罗·埃克曼和丹尼尔·戈尔曼这些业内专家那样精通于观察表情和聆听声音的技巧，但是进行良好沟通的能力以及准确理解他人的能力都是我们生活体验的核心，这些能力决定着对我们来说最有意义的关系的成败，而且我们的大脑对我们的社交活动有着绝对的需求。

接下来我们要探讨管理好社交活动的实用方法，在此之前，我们先来回顾一些重要的事实。

小结

- 我们是社会性的生物，我们大脑的大小就是我们社会性的体现。

- 每一次互动都会改变我们的神经生物性，并且增强我们大脑的神经可塑性。

- 社会联结实现了我们的生存需求以及更高层的需求。

- 我们对社会联结的需求对我们的整体发展至关重要。

- 社交互动能促进一般认知功能。

- 我们拥有专门负责社交智慧的神经系统，该系统叫作镜像神经元。

- 语言影响我们的大脑，因而也影响我们的情绪和表现。

- 我们的面孔透露出我们的情绪状态；读懂别人情绪的能力有助于我们管理好互动关系。

- 科技正在改变我们的社会；我们需要确保谨慎而妥善地使用科技。

管 理 流 程

我们的建议

你会有意识地管理生活中至关重要的事项，同理也要有意识地好好管理你的社交方式、社交时机和社交对象。还要记住，你对别人的影响与别人对你的影响一样强大；给予这种影响足够的尊重并承担好这项责任。

你可以这样做：

1. 确认特定的个人或群体对你的影响，以此为依据来指导你与他们互动的频率和程度。

2. 尽可能多花时间和那些让你感觉良好并且能给你的生活增添价值的人在一起。

3. 培养观察和倾听的能力。

4. 培养语言能力，用恰当的词句进行良性的、一致性的表达。

5. 管理你对科技手段和社交媒体的使用。

保持积极主动

我们很难完全掌控所有社会互动的频率、性质和内容，这跟我们无法完全掌控其他大脑管理流程是一样的，但是尽管如此，我们仍然有许多可做之事来确保社会互动为我们服务而不是与我们为敌。

我们是社会人；如果管理得当，我们的社交能够以多种形式来改善我们的生活质量。讲真的，对我们大多数人来说最有价值的关系就是那些让我们不枉此生的关系。所以说，社会化不仅是我们生存的必要条件，它还支撑着我们的个人认同感和人生意义。我们通常要通过我们的关系及其影响来创造个人价值并证明个人价值；我们通过关系才能明白自己是谁，我们因何而存在。

在前一章我们讨论了情绪和情绪管理的重要性。我们如何社交、与谁交流对我们的情绪状态影响很大。而我们的情绪状态又影响着我们在生活中的方方面面的表现。我们的大脑管理流程是一个交互式的迭代系统，其中的所有元素都会相互影响。[⊖]我们可以像管理其他要素一样积极主动地管理并改善我们的社交和沟通，而且通过这种积极管理，我们会意识到我们也在积极地影响着其他元素。

说到这，为了突出强调一些实用的技巧，我们将把社交生活分为三个部分：我们的家庭生活、社会生活和职业生活。考虑到家庭对我们的想法、感受和行为有着巨大的影响，从家庭生活开始介绍似乎比较合适。

家庭生活

研究表明以下这些管理家庭生活的技巧可以加分。

表达感情

我们更容易喜欢那些明确表现出对我们喜爱的人，同理，研究表明47%的人对经常跟自己表达感情的家庭成员感情更深。所以如果你想感受到家人的爱，那么你要以身作则，让分享积极

⊖ 这就是为什么 P. R. O. C. E. S. S. 管理流程中的最后一个 S 代表 Synergy（协作增效）。

的感受成为你沟通方式的内在组成部分。

专注于好的方面

有意识地花时间去思考你生活中的所有美好事物。我们的幸福水平似乎在某种程度上取决于我们经常思考的东西。相较于对生活不满的人，对个人生活和职业生活感到满意的人，用来思考美好事物的时间是前者的两倍。对困难的直接关注是我们生存本能的一部分，因此，养成能够改变情绪和想法的习惯对我们的神经平衡很重要。关注消极的事物只是一种认清环境的信号，而选择对性格的弱点置之不理则是我们复杂天性的一部分。

即便困难重重，也要尽你所能保持积极的态度。展示出这种积极性有助于降低其他家庭成员感受到的压力，降低的比例可以高达60%。

向孩子授权

加州大学的科学研究显示，那些自己安排时间计划、自己设定目标、自己评估效果的儿童，对自己之后的人生有更多的认知控制。它带给我们的启发是，我们应该鼓励并帮助家里的小孩对自己的行为和表现承担积极的责任。

愿意改变

研究表明，我们对家庭生活和职业生活中的变化的接受意愿与更高水平的整体满意度相关。这也意味着那些不愿意接受变化或抗拒改变的人，不太可能与家人进行良好的沟通，也很难和家人亲近。

谈论困难的话题

研究数据显示，愿意与处于青春期的女儿讨论敏感话题的母亲，能够将未来的母女关系变得更加亲密的可能性提升 36%。

让老人参与进来

许多研究已经证实，主动让老一辈参与家庭生活有很多益处。经常与祖父母在一起的孩子，更容易表现出对其他人的关心；相比那些不经常与祖父母相处的孩子，他们在学校中有更强的社交能力，而且表现也更好。也有证据表明，如果母亲能够从祖母那里得到经常性的支持，妈妈们的压力水平会下降。这是一个重要的发现，与我们的下一个建议有关。

为人父母，要想办法将压力降到最低

如果你问 1000 个孩子，他们都会说他们最希望的是父母能不那么辛苦、没有那么大的压力！给妈妈和爸爸的信息是：创造积极的工作—生活平衡关系；主动管理你的压力水平，而且记住，尽管你有诸多责任，但其中最重要的一个责任是以身作则树立榜样。

建立家庭仪式

仪式有助于制造归属感和安全感，而且还可以提升我们赋予

事物的价值。仪式能够帮助我们在不确定和变化中规划自己的道路，而且在这方面起着非常重要的作用。家庭仪式不仅具备上述所有优点，还附带一个额外的好处，即增强社会凝聚力。

一种最显而易见的家庭仪式就是家庭聚餐——如果研究结论可靠的话，家庭聚餐也是最重要的一种家庭仪式。研究报告指出，经常和其他家庭成员一起用餐的孩子自尊心更强，词汇量更大，酗酒、吸毒或患饮食障碍的可能性更低。而这些只是一小部分已被证明的好处！事实上，一项调查研究表明，在家吃饭所花的时间是能够用来预测孩子学习成绩和学术行为的最重要的指标之一。

当然，仪式也可以作为我们下一个建议的一个环节。

分享家庭历史

了解家族历史，了解其中的起起落落，可以增强孩子的自尊心。一个团结一心的大家庭无论在顺境还是逆境中都会携手与共，而身为这个大家庭的一员，能够增强自信和自制力。最后，它还有助于进一步培养归属感。

加入一个更大的社群

这又把我们带回了我们对社交的内在需求。如果一个家庭能住在他们真正喜欢的社区，参加有意义的团体，结交很多朋友，那么会带来很多积极的影响。约翰·多恩也可以不费吹灰之力地写出"没有一个家庭是一座孤岛"这样的金句。

　　既然我们已经聊到社区了，就让我们在这个更大的社群再停留片刻。你可以参考以下这些观点和建议来管理你的社会生活。

社会生活

建立一个积极的社交网络，并对其进行管理

　　当谈论或思考社交网络时，人们往往把精力聚焦在那些旨在帮助企业实现目标的商业活动上，或者把关注点放在社交媒体的广泛应用上。尽管后者或许能在帮助我们和远方的好朋友保持联系方面起到一定作用，但是我们现在要谈论的是以日常的同步沟通为基础的关系所带来的价值。

　　我们已经讲过，如果我们能多花时间和以下几类人相处，将对我们的大脑有益，并进一步为我们的生活增添价值：

- 使用大量的积极语言的人。
- 表示出对我们的重视和欣赏的人。
- 让我们感到安全的人。
- 能够激发我们内在的分享、帮助和支持的欲望的人。

　　我们还可以让这个清单变得更长。花时间和那些让我们能够更轻松地谈论重要事情的人在一起，这样可以提升我们的幸福感。想要进行积极的社交活动，我们需要依靠的不仅仅是家庭成员。这正是朋友存在的意义。还记得他们吗？那些起初完全陌生的人，那些我们偶然遇到的人。我们付出了很多的努力去了解他们，反过来，我们也费尽心思让对方理解我们。这就是朋友。朋友圈值得我们去精心打理，我们要像管理所有生活中的重要的因素一样对朋友关系进行无微不至的管理。好朋友真的对我们有好处，我们也要真心对朋友好。我们要追求并维护这种相互的好意。与朋友保持联系，让好事发生。

为了帮助你管理好自己的友谊，我们附赠四条温馨提示。

先行一步

先行一步，如果有必要的话，你可以一直保持先行一步的方式。采取主动。要积极，友谊值得你主动。情比金坚，一张积极的社会关系网比金子还贵重。

我们也可以先积极寻找并主动加入特定的兴趣团体，或者提供志愿服务，因为这样做会打动自己并激励自己。

重质轻量

不要错误地以你认识多少人来衡量你的社交网络价值，而要用你们之间的交流质量来衡量价值。记住，相互影响是不可避免的。花时间和对你有益的人在一起，也要享受为对方带去益处的过程。

尽可能减少社交媒体的使用

我们应主要用社交媒体来和那些无法与你经常见面的好朋友或家人交流。要记住，我们花在社交媒体上的时间越多，留给我们用来促进真实的社会交往的时间就越少。正如我们在第五章中所说，科技也有助于我们管理并控制对科技手段的应用。

明确你的界限

我们都有界限。身体的界限、情感的界限、环境的界限。要愿意与别人分享自己的界限，也要充分意识到并尊重他人的界限。我们与他人之间的边界的本质以及边界的层次恰恰说明了我们与他人关系的本质。无论是在社交场合还是在工作场合，我们都要正确地处理彼此的界限。

职业生活

工作场所中的交流与发生在其他场合的交流一样重要。我们一生中有很多时间都花在工作上，我们花了很多时间和别人交流工作上的事情。工作场所可能充斥着内部政治、战略决策、部门间竞争或个人主张，但工作场所也可以是一个积极进取的环境。这在很大程度上取决于交流的质量以及建立的关系。

综合会计师事务所毕马威（KPMG）和英国特许人事发展协会于 2006 年对 1400 名英国雇主进行了一项调查，调查显示对雇主来说沟通技巧比其他所有技能都更重要。另一项对美国 1500 名 MBA 毕业生的调查印证了这一结果，他们认为沟通是最重要的一项商业技能。

接下来我们要介绍一些对工作场所中的良好沟通有所帮助的

建议。不过在此之前，请记住：

a）这些建议都依赖于态度和技能。如果你想要参考部分（或全部）建议，你需要针对沟通方式进行练习。

b）这些建议都是可迁移的，它们在家庭沟通和社会互动中也具有同等价值（不过如果想把前三条建议应用到子女教育或其他社会领导情境中去，需要一定程度的翻译和转换）。

1）在工作场所中，如果你是领导者，请确保你有良好的沟通技巧和社交技能

研究表明，领导们都高度重视沟通技巧和社交技能。缔造团队意识或团体意识的能力，以兴趣、理解和关爱的方式进行沟通的能力，表达价值和欣赏的沟通能力，与特定领域的专业知识一样重要。

2）打造安全的环境和安全的互动

我们已经讲过，当我们感到安全的时候，才能进行最佳的沟通。在职场中也是如此。需要指出的是，安全并不能与缺乏挑战画等号。安全意味着打造文化，让人们感到自己可以不断学习，可以尝试风险，可以犯错误，可以体验刺激，这些都是被认可的。如何才能打造这样的文化呢？可以借助恰当的体系和结构，通过一致性的人际沟通来建立一种清晰的认同感，明确清晰的目标，以此为基础来建立安全的文化。

3）在工作场所中提供并鼓励定期的社交间歇

既然我们有社交的需要和渴望，而且社交能带来诸多对健康和绩效的益处，为什么还要"间歇"呢？因为休息和社交一样，是工作场所中能够改善承诺和生产力的有效方式。

4）给予关注

更明确地讲，要给予技巧性的关注。这又把我们带回到之前的一个话题——我们需要不断地培养表达能力、观察能力和倾听能力，要做到清晰明确、有洞察力。我们经常看听说并不意味着我们精通此道。

为了帮助你做得更好（如果你的目标是建立融洽关系），你可以在人际交往中尝试以下做法：

a）用对方的语言回应他们；聆听他们的关键词句，并把这些词句放到你的回复里。

b）确定对方的出发点，而且要在这个出发点上与对方汇合；举个例子，要认识到别人的信念、恐惧、知识、欲望、当前的情绪状态，并以直接或间接的方式解决它们。

c）始终记住，影响是不可避免的，而且影响是情绪性的；要清楚你需要在对方身上制造什么样的情绪；要知道如何制造这种情绪；还要知道当你制造出这种情绪后如何能识别出这种情绪。

d）也要记住，最有影响力的沟通是以引人入胜的叙述为基础的；这种叙述方式能让你与你的听众产生共鸣，与听众分享有共鸣的、清晰的关键信息，利用事实和/或数字来强调其真实性，而且这样很容易被记住。⊖

⊖ 约翰在这里补充道：如果你想了解如何建立这种引人入胜的叙述方式并与人分享，或者你想了解其他沟通和影响力方面的基本要点，推荐阅读由克里斯和艾伦·巴纳德合著，由 Kogan Page 出版社于 2012 年出版的著作《推广它！》（*Campaign It!*）。

5) 要对话而不要辩论

对话和辩论之间有着明显的不同。辩论指各方持相反的观点，并且都想伸张本方观点并为其辩护。辩论的目的是要证明自己的正确和对方的错误，它的重点在于取胜。对话的目的则不同，对话是通过分享语言、思想和观点来拓展大家的理解。对话的本质是合作和发展，而不是对抗。

有助于建立对话的建议如下：

a）避免使用"但是"一词。这个词意味着对此前所有对话的否认。在辩论中"但是"一词被广泛使用。有些词汇，我们未闻其声就知道对方要脱口而出，"但是"就属于这个类型。它就像将要进站的火车一样，未见其形先闻其声。"我真的很欣赏你的观点，而且我也接受你所说的一切，**但是……**"在"但是"之后表达者通常要提出自己的观点，而这就建立了一个语言的战场。

b）使用"同时"这个词。这是一个建设性的词，这个词会迫使你去承认你刚刚听到的一切——即便你并不同意。如果大家都能承诺使用"同时"这个词，就会改变互动的结构和模式。运用这个词，**同时**自己去发现效果。

还要避免使用负面的语言，特别注意不要伴随使用消极的姿势和表情，其原因我们已经讲过，就不再赘述了。

在给出指示时也要避免使用"不要"这个词。加工否定句是相对困难的，所以我们更倾向于聚焦否定句后面的内容。举个例子，如果我们对你说，现在不要去想你家大门的颜色，而你很可能一听到这句话就不由自主地想到大门的颜色。我们可能只因为在开头用错了词，就会对沟通对象产生截然相反的影响。⊖如果我们想让你不要想大门颜色，我们该怎么办呢？很简单，首先要避免谈论它。

一定要使用一些积极的词语，特别要伴以微笑、鼓励和开放的姿态。

诸如"要""现在""因为""就"这些词汇也很有影响力，它们需要被善加使用。"要"是"不要"的反义词，它开辟出一条方向明晰的道路。例如，现在"要"想一个你爱的人。享受这个词所带来的感觉。特别直截了当，不是吗？

无论在"要"或"不要"的句子里加上"现在"这个词，都会增加每个指令的即时性，而且会使这些指令难以被忽视。"现在"是一个有助于帮人们集中注意力的好词，因为它说的是当下，强调的是需要立刻解决的问题。"因为"这个词很有影响力，因为它几乎无可避免地会引出一个解释或一个理由，而我们非常习惯接受这个语法，以至于有时甚至未经充分的理性思考就接受了我们所听到的解释。即使在没有什么充分理由的情况下，仅凭说"因为"这个词似乎**就**可以影响别人同意某个请求。

"就"暗示了某事很简单或很轻巧，可以参考上面这个句子中的用法。例如一个十几岁的女儿向父亲提出请求"爸爸，我晚上出去玩，你能给我 10 美元吗？"如果在这句话中加入一个

⊖ 当"不要"和"现在"一起出现时，更加有影响力。

"就"字就能软化这个请求："爸爸，我晚上出去玩，你能给我
10 美元吗？就 10 美元。"瞬间这个请求看上去就没什么大不了
的了。如果再加上其他的词语，这个请求就更加难以抗拒了：
"爸爸，你能不能给我 10 美元？**就**10 美元。**因为**我**要**确保有足
够的钱打车回家，**同时**我知道你希望我安全……"

好了，本章到此结束。接下来我们要介绍大脑管理过程的最
后一个要素：协同增效。

第八章 协同增效

"成长从来都不是偶然的；它各是种力量共同努力的结果。"

——*詹姆斯·卡什·彭尼（James Cash Penney）*

请遵循以下原则，按照以下指导来创建、实施并发展你个人的大脑管理流程。

原则

通过组合以及相关的协作，我们能够实现价值创造的最大化。因此，我们的目标是在构建管理流程时，让以下要素凝聚成一个整体：

- 身体运动。
- 休息与恢复。
- 营养优化。
- 认知功能。
- 情绪管理。
- 社会化和沟通。

指导建议

1. 花点时间评估你目前的状况。要考虑以下因素的性质、质量和影响：

- 身体运动的水平。
- 休息和恢复模式。
- 营养摄入。
- 认知表现。
- 情绪和社会行为。
- 日常计划和时间表。
- 工作/生活平衡。

找出自己的长项和短板。用你的评估结果来指导你对管理流程的规划。

2. 从管理流程的哪一部分开始做起呢？从你觉得最合适的和/或最吸引你的部分入手。虽然我们的目标是积极地整合本书提到的所有要素并对它们进行管理，但是我们必须承认我们总得找一个着眼点启动我们的流程管理。所以要让这个开头轻松一些、简单一些。

3. 设定简单而具体的改变并付诸行动。让自己的目标：

- 具体。
- 可衡量。
- 可实现。
- 现实。
- 有时间限制。

4. 让这些改变成为你当下生活的一部分，而不要让它们成为你未来生活规划的一部分。

5. 以成功为阶梯。当我们能看到自己的成就时，管理流程就会轻松得多。这正是为什么我们建议你执行并实现简单的、可衡量的改变。

6. 追求一致性而不要追求完美。因为前者是可实现的，后者则不是。而且一致性一向是很有影响力的。

7. 保持好奇。记住，科学研究还在不断进行中；让不断加深对大脑的了解成为你日常生活中自然而然的一部分。毕竟，大脑是我们所知的最神奇的东西。而且它是属于你的。

用对话结束

"所以说，教育是当下生活的一部分，而不是对未来生活的准备。"

——约翰·杜威（John Dewey）

关于这本书，我们最后还想聊一聊的是一系列充满善意而又令人激动的问题，然后是一个很特别的反思时刻。在结束部分，克里斯先问了约翰一个问题：

"如果把这本书当作一个工作坊，你会怎么结束它呢？"

"我会再向每个人重申本书的中心思想：大脑永远是赢家。我们必须认识到并且牢记：所有的训练都依赖于大脑，同时也反过来影响着大脑。这些训练要么能帮我们提升健康水平并促进神经生长，要么会对我们的大脑韧性带来挑战。我们人类的运转模式是自上而下的或说是大脑先行的。无论我们要干什么事——无论是私事还是工作上的事，无论是商业领域还是运动领域，无论是执法还是军事，无论是政治还是子女养育，无论是医疗保健还是社会交往——我们都应该优先考虑且侧重考虑如何才能对大脑的成长、学习和韧性产生最佳影响。

最重要的是，大脑的健康和高效能是相辅相成的。由此我们得出两条结论：

1. 每个学习项目或培训项目都应该以对上述中心思想的理解为基础，应该把项目的关注点放在如何确保对大脑形成最正向的影响上。

如果不这么做的话，就是在拿大家的健康、天赋和目标来赌博。

2. 作为个人，我们可以为自己的大脑管理负责。现在我们能够获取足够的信息，全世界的科学家几乎每天都会为我们提供这方面的信息。我们的大脑对人类的进化至关重要，而且决定了人类作为一个物种的成功。大脑是我们人性的核心。我们要对得起自己拥有的大脑，而且要充分利用它。"

然后，按照惯例，约翰通过重申观点并提出问题为他的回答画上了句号：

"我们刚认识的时候，你只对哪些做法行得通感兴趣，你并不关心这些做法为什么行得通及其背后的科学基础。现在你有什么变化吗？"

"变化很大。我寻找民间智慧的努力永不停步。不过从现在开始，我也会向科学寻求最新的见解。而且，在我们的共同努力下，我自己的一些习惯和行为都产生了很大变化。感谢你的帮助，我个人的大脑管理流程运行良好，而且我已经尝到了好处。这让我想到我们这本书的内容也不全是关于大脑管理的。"

"不是吗?"

"并不全是。你早先发给我的一些邮件标题是有拼写错误的。还记得吗?你发给我的标题是"大佬总是赢家"⊖而不是"大脑总是赢家"!头几个月,我一直以为我要写一本'如何循着大佬的脚步做到最好'的书,并为此而雀跃!"

"谢谢你提醒我!或许这正是我们借以结束本书的好机会。希望我们的读者在读完本书后能获得对大脑的更深入的理解,并且能够学会欣赏自己的大脑,此外还能学到如何才能通过管理好大脑来改善自己的生活。"

"没错。现在我们只剩一件事了,就是写完我们的致谢。"

"我们都有很多要感谢的人。"

"特别是大佬。"

"肯定的。没有大佬,哪有这本书?"

"这真是一个非常好的问题……"⊜

最后一个想法

"多并不意味着好;把管理流程执行得更好才是真的好。"

——约翰·沙利文

⊖ 原文为"Brian Always Wins",即把大脑(the brain)误表达为布莱恩(Brian)。为了体现"拼写"错误,此处意译为将大脑误拼为大佬,以此与下文连贯

⊜ 如果你看到几个人在餐馆里聊天、大笑并不时地疯狂记着笔记,而且他们还穿着写有"大佬总是赢家"字样的T恤,那铁定是我们几个人。请一定要过来跟我们打个招呼。

附录 A

理解科学世界——它有好、有坏，还有丑陋。要明白其中的区别。

- 科学是一个过程；它不是速成的，但也不是有意要这么慢。
- 科学的演进取决于得出可信结果的速度。
- 研究人员必须在符合伦理的过程中进行科学研究。
- 科学和伪科学的关键标志。

"重要的不是你的理论有多漂亮，也不是你有多聪明。只要实验结果不符合你的理论，那理论就是错误的。"

——理查德·费曼（Richard Feynman）

大众媒体经常会强化一种错觉，即科学和那些努力寻求科学答案的人只是一群困惑的手忙脚乱之人，他们心不在焉地在黑暗中寻找着电灯的开关。这幅大众媒体描绘出的画面反映了一部分真相——即科学发现是一个艰难的过程，但是这个画面也有与事实大相径庭之处——即科学家们每六个月就会心血来潮地改变主意。在现代世界中，科学常常被媒体挟持。这些媒体需要销售报纸、期刊或保持电视收视率，所以，他们用危言耸听的标题和导语把你吸引过来，然后假以科学之名输出一些无稽之谈，甚至更糟。让我们看看社会因素是如何影响科学的，然后，我们再进一步探讨每个人如何才能从一大堆关于研究成果和产品设计的科学幻觉中甄别出真正的科学。

我承认，在我们的日常生活中，充斥着许许多多的正确信息和错误信息，不可能每个人都真的能够区分出事实与假象。然而，我相信生活中的一切事物都可能有其规律，伪科学也是如此。由于科学对我们的生活影响深远，我们不能对其妄加揣测，但是想要了解一些科学的规律也并不需要我们具备多高的文凭。

以下是一些伪科学把自己伪装成正规科学的惯用伎俩：

● 使用简单的统计百分比来说服你——简单的统计数据通常意味着它们没有足够的数据样本量，不足以得出有效结论，这也使其研究设计本身容易引起质疑。

● 研究结果本质上得出的是相关关系，却给出因果性的结论——也就是说这样的研究只能说明某因素对结果的影响，并不能得出明确的 A + B = C 的结论。

● 声称结论都是"经过科学验证的"——运用了科学过程进行研究并不一定说明用了正确的方法，基于单一研究的结论其效力是有限的，更何况研究的质量可能还很差。

● 研究结果来自自我报告/调查问卷，但是却声称发现了因果关系——如果能结合主观方式和客观方式来收集数据，那么数据才会更好。

● 进行研究的人基于某种特定的结果会获得既得利益——来自在幕后需要这些信息的人——那么研究就存在既得利益

冲突。

- 用引发同情的故事（如被科学界迫害的故事）来建立证据，是的，科学是有社会性的，但也不能全靠讲故事，还要讲证据——没有证据就没有故事。

- 一个很好的例子就是兰斯·阿姆斯特朗（Lance Armstrong)⊖——否认，否认，一再否认，但是纸包不住火——有数据为证，才有故事可讲。

- 大胆的主张加上大胆的结论——需要看看这种研究在得出结论之前有没有经过同行评审。

- 都市传说和常识类的结论不能称为科学——这种东西可能是对的，但这并不意味着就是科学的——美国电视科普节目《流言终结者》（Myth Busters）就专注于这类结论，不过该节目会通过科学的方法来看数据会给出怎样的结论。

- 阴谋和偏见的影响有时不亚于都市传说——有些观点认为科学究其社会本质是有偏见性的，还有一些观点会让你远离知识和真相，针对这些观点你应该反问：数据在哪里？数据够充分吗？

- 广告圈的惯用手段是引用权威名言或著名金句——使用

⊖ 兰斯·阿姆斯特朗是美国传奇的职业自行车运动员，在 19 年的职业生涯中，他 10 次参加环法大赛并实现七连冠，创造了环法历史上的奇迹。此后，美国反兴奋机构称，阿姆斯特朗从 1996 年就开始使用违禁药物，并向国际自盟提交了长达 1000 页的调查报告，里面有 26 位证人的证词证明阿姆斯特朗曾经服用兴奋剂。——译者注他人的言语无法取代对证据的需求。

- 只提供一部分证据，只讲一半的故事（例如，挑数据/挑结论）——许多企业只展示部分数据是为了限制我们的选择，节省它们的成本，少为我们提供服务（例如保险福利、不展示药物副作用，或者用很小的字体印制）。

- 去个人化或利用情绪来吓唬你，迫使你做决定——如你所知，情绪是我们人生这部大戏的总导演，而有些人恰恰利用了这一点，让你因恐惧而决定购买某些东西或者让你因恐惧而认为科学是魔鬼，让你觉得你应该相信某一位科学家而不相信其他科学家。

- 在科学研究已经比较充分的情况下，针对某个论点把正话反话都说一遍，以期对此观点进行平衡，而这种做法对于某种既定规范来说是毫无意义的。记者和政客们经常使用这招。

- 我们的认知都有偏差，但是当我们想要对认知偏差进行确认时——即我们想要寻找证据来支持我们的立场——情况会变得更糟。再次强调，科学必须以流程为基础，而这种流程是应该有助于减少此类重大错误的。

"当前生活中最悲哀的事就是，科学积累知识的速度比社会积累智慧的速度更快。"

——艾萨克·阿西莫夫（Isaac Asimov）

真正的科学也有规律，以下是一些关键特征：

- 科学使用特定方法来达成理解（例如：利用科学方法）。
- 科学方法必须是可验证的，并展示出其结论的可靠性和有效性。

- 这些方法必须能够应用于已有的研究数据。

- 可以使用观察的手段来对现象进行研究，但是观察法对变量的控制很有限，也就意味着无法通过实验来预测。

- 数据建立在受控的环境、条件和实验的基础上。

- 科学研究使用随机对照实验法，这种方法包括随机选择过程以及主试被试"双盲"，这意味着如果我们不能控制某些变量则可以想办法中和这些变量的影响，从而可以在一项研究中澄清研究结果和噪音。

- 真正的科学过程会解释误差，并公开说明测量中的误差量。

- 科学研究的结论不仅仅会包含研究人员所倾向的模型，也会陈述其他替代性的结论；只有在考虑了替代模型的情况下，一个科学模型才是有效的。

- 科学的建构离不开社会协作——每个科学模型/每项科学努力都是通过科学团体的共同合作来建立的，科学模型之所以能够延续下来，是因为它们能够融入既定的固有科学共识。

- 科学成果也要经过同行评议过程的社会监督，同行会通过这个过程来对重要的结论进行审核。

- 研究结果既不取决于科学家本人卓越与否，也不取决于科学家的影响力，而是取决于研究所发现的证据的重量以及发现证据的科学过程的纯粹度。

- 没有一个科学模型的证明是绝对确定的。即便有很多证据、有很多想法能够支撑某个模型，伪造证据的可能性也总是存在的。

- 科学不能解释一切，我们不能指望自己了解自然世界的方方面面，有时我们所处的世界是高于我们、超越我们的。

如表 A-1 所示。

表 A-1　关于科学与非科学的回顾

科　　学	非科学（又名伪科学）
针对可测量的对象	通过支持有失偏颇的论点来实现既得利益
有一系列证据，这些证据包括通过学术期刊发表的许多研究论文，这些研究都要符合严谨的标准以及诚信和精准的要求	没有成体系的科学研究，缺乏坚实的证据
通过体系化的研究理论得出证据和论点，并以此为基础	基于错误的前提或不符合逻辑的论点（通常是两者兼而有之），没有标准，既不精确又不准确
科学利用一种流程来进行研究，通过标准流程来减少偏差，必须对实验进行精确的描述，以使其能被精确地复制或被改进	非科学通常会涉及"确认偏差"的过程，结果无法被复制，也无法被验证
科学家们基于有力的证据达成共识	基于权威得出结论，而不是基于证据给出结论
科学错误会被公开说明，其中的失误点会被认真研究	结论超出了应有的范围，给出了清晰的绝对性的信息，不惜一切代价对失败之处进行忽略、隐藏、打折、辩解、遗忘、扯谎、回避
除主要观点以外，也对其他结论进行探讨，引发后续的探索和研究；当新的证据与旧的观点相矛盾时，旧观点会被抛弃，并被视为科学的进步。最重要的是，科学不鼓吹使用未经证实的做法或产品以及由此带来的损害	符合某个特定方向的结论更被凸显，通过你的个人偏好来说服你而不是凭借证据来说服你——这是贩卖观点而不是教育

健康的怀疑论者的检查清单

- 确认科学主张——请搜索后面提供的引擎资源。

- 忽略任何形式的炒作。

- 注意他们使用的语言——例如，是营销语言吗？听起来可疑吗？是否情绪化？是否是争辩式的口吻？他们是否利用了我们对"被落下"的恐惧？

- 评估每项信息的来源。

- 搜索作者或公司，例如：对作者或公司进行网络搜索——请参阅下面的参考资源。

- 找出任何可能存在的冲突或偏差。

- 询问一位值得信赖的专业人士。

- 对那些神奇的说法要持怀疑态度。

- 坚信有说服力的证据。

"如果我们知道自己在做什么，那它就称不上是研究。"

——阿尔伯特·爱因斯坦

参考资源

严肃学者需要的 100 个能够节省时间的搜索引擎（修订版）

http：//www. onlineuniversities. com/blog/2012/07/100-time-saving-search-engines-serious-scholars-revised/

House of Commons Science and Technology Committee 2011, Peer review in scientific publications, The Stationery Office Limited, London. https: //publications. parliament. uk/pa/cm201012/cmselect/cmsctech/856/856. pdf

Lewandowsky, S. , Ecker, U. K. , Seifert, C. M. , Schwarz, N. , & Cook, J. (2012). Misinformation and its correction continued influence and successful debiasing. Psychological Science in the Public Interest, 13 (3), 106-131.

https: //journals. sagepub. com/stoken/rbtfl/FNCpLYuivUOHE/full

Oreskes, N. , & Conway, E. M. (2010). Merchants of doubt: how a handful of scientists obscured the truth on issues from tobacco smoke to global warming. Bloomsbury Publishing USA.

Pigliucci, M. (2010). Nonsense on stilts: How to tell science from bunk. University of Chicago Press.

Wheelan, C. (2013). Naked statistics: stripping the dread from the data. WW Norton & Company.

Ziman, John (2000) Real Science: What it is, and what it means, Cambridge University Press, Cambridge.

附录 B　其他关于大脑的知识

"事实越少，观点越强。"

——阿诺德·H. 格拉斯哥（Arnold H. Glasgow）

由于大脑异常复杂，本书用了几个章节甚至都无法完整揭开大脑的神秘面纱，所以我们把重点放在大脑的健康和优化上，并力图以一种舒服且精准的立场来进行表述。这本书的目标是帮助大家走近大脑，我的确认为大脑是可以被理解的。我希望咱们能在这一点上达成共识，特别是如果你已经花时间读到这本书的尾声了，应该会同意我说的。以下我将补充介绍一些本书尚未涉足的关于大脑的知识，这些内容可能会让你惊讶，并进一步证明**大脑永远是赢家**！

- 流行观点认为人类只使用了大脑的 10%；然而，事实上，我们几乎使用了大脑的每个部分，我们的大部分大脑一直是处于活跃状态的。

- 人类大脑平均有 140 毫米宽，167 毫米长，93 毫米高。

- 有 12 对脑神经和 31 对脊神经。

- 即使只有一侧大脑，我们也能生存。

- 小脑让我们能区分出意料之内的事和意料之外的事；也是小脑系统使我们无法胳肢自己。

- 不同类型的信息在不同种类的神经元中传播速度不同，有的慢到 0.5 米/秒，有的快到 120 米/秒。

- 大脑消耗的氧气约占人体总氧气量的 20%～30%。大脑也占据了 20% 的身体总血量。

- 大脑运行的能量相当于 10 瓦灯泡消耗的能量（即便在睡眠状态下），想想它干了多少活，它的效率有多高！

- 据估计，人类的大脑在一生中可能会储存 1000 万亿比特的信息。

- 按照计算机术语，人类脑细胞大约能够保存 1000 太字节（TB，terabyte）的信息。

- 大脑是所有器官中发育时间最长的一个，而且它所经历的变化也比其他器官更多。

- 大脑在晚上比白天更活跃。晚上大脑必须清理它的活动，并进行修复和恢复。

- 大脑本身感觉不到疼痛。

- 大脑的 80% 是水。由于大脑是由大量的血液和水构成的，所以活的脑组织是黏糊糊的、粉红色的果冻状器官。这就是为什么大脑需要水！

- 大脑的很多部分也是由脂肪构成的。

- 大脑缺氧 5～10 分钟会造成永久性的脑损伤。

- 每当你形成一个记忆，都会形成新的大脑联结。

- 家庭的精神虐待和身体虐待对儿童大脑的影响等同于战争对士兵的影响。

- 味觉感受器位于大脑中，也存在于第二大脑——即胃中，并贯穿到肠道、胰腺、肺、睾丸和肛门。

- 节食和限制热量的摄入会迫使我们的大脑从自身摄取能量——也就是说我们会破坏自己的大脑，并启动求生模式，从而导致减肥变得更加困难。

- 人脑的密度和豆腐一样。

- 巧克力的味道会增加 Theta 脑电波，它会触发放松反应。

- 在高潮时大脑会释放大量的多巴胺，这时候的大脑扫描成像跟吸食海洛因的人很像。

- 大脑对被拒绝的感觉的处理与对躯体疼痛的处理类似。

- 人类大脑的血管大约有 10 万英里长。

- 到 2023 年，笔记本电脑的平均速度将和人脑一样快。

- 既视感（déjà vu）仍然是一个谜，但科学家认为它是由神经系统故障导致我们的记忆在进入意识之前进行了记录并由此造成的一种体验。

- 普林斯顿大学的病理学家托马斯·斯托尔茨·哈维（Thomas Stoltz Harvey，1912—2007）在阿尔伯特·爱因斯坦去世后七小时内摘除了他的大脑。由于他拒绝归还大脑，被普林斯顿医院开除。

- 成年人的脑脊液含量为 125 ~ 150 毫升。婴儿的脑脊液含量约为 50 毫升。脑脊液每天会更新三到四次，新产生脑脊液的速度约为 0.35 毫升/分钟，或 500 毫升/天。

- 一名 20 岁的男子大脑中大约有 109000 英里（176000 公

里）的有髓鞘轴突，它们的长度几乎能绕地球赤道四圈半。

- 20 岁女性的大脑通常比男性的小，因此，女性大脑需要的神经更少，有髓鞘轴突长度约为 92600 英里（149000 公里）。

- 人类大脑的表面积大约是 230 ~ 470 平方英寸（1500 ~ 3000 平方厘米）。脊髓的平均长度约为 19 英寸（45 厘米）。

- 男性大脑的性追求区域是女性大脑的 2.5 倍。

- 大脑最新进化出来的是大脑皮层的一个被称为新皮层的部分，科学家认为经过长期进化，新皮层负责的是更高层次的功能和人类智力的发展。

- 如果把大脑新皮层铺平，它会覆盖大概一个枕套大小的空间，也就是约 2.5 平方英尺或 2300 平方厘米。

- 对大脑解剖的描述第一次出现在公元前 1700 年，但它所包含的信息可能追溯到更古老的时期，或许是此前 1000 年。

- 1862 年，保罗·布洛卡（Paul Broca）解剖了一个只会说 "Tan! Tan!" 的人的大脑，他发现疾病侵蚀了这个病人左侧的大脑，由此他找到了大脑中的语言中枢。

- 爱德华·希齐格（Eduard Hitzig, 1839—1907）和古斯塔夫·弗里奇（Gustav Fritsch, 1838—1927）发现大脑的右半部分控制着身体的左半部分，反之亦然。

- 在怀孕早期，胎儿大约每分钟会生长出 25 万个神经元。新生儿大脑的大小在出生后第一年几乎会增长三倍。

- 我们的脑细胞数量在两岁时达到人生巅峰。

- 当我们还是胎儿时，我们大脑的初始状态是女性的，但在孕期第八周后，男性的大脑受睾丸激素影响开始出现男性化特征。

- 男人和女人大脑中的神经构造不同，神经结构的大小也有所不同。

- 已知最重的正常人脑是俄国作家伊凡·屠格涅夫（Ivan Turgenev，1818—1883）的大脑。他的大脑重达 4.43 磅，比男性大脑的平均重量重了 1 磅多。

- 已知最小的正常大脑属于一位女性，她死于 1977 年。她的大脑只有 2.41 磅重。

作者简介

约翰·沙利文是专攻高精效能领域的效能/运动科学家和临床运动/效能心理学家，作为该领域的领袖和专家顾问，他有着20多年的临床和学术经验。

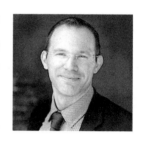

他与"超级碗"六届冠军新英格兰爱国者队共事了16年，为该队提供运动科学、运动心理学和临床护理支持。约翰为英超足球联赛、英超橄榄球联赛、澳大利亚足球联盟及奥运国家队担任过国际顾问。

约翰把在尖端运动领域的工作与在其他精英领域中的工作相结合，包括：技术/航空航天工业、执法部门和美国最精英的军队。

他的专长包括：人类效能技术，中枢神经系统测量/评估，休息/恢复训练，人才鉴定，脑震荡评估和康复，以及大脑/心理/情绪健康问题。

他常驻纽波特、罗德岛和华盛顿特区。

克里斯·帕克关于人际（interpersonal）沟通和内省（intrapersonal）沟通的研究始于1976年。他倾其一生努力在这个领域进行研究，对该领域40余载的研究成了他多种职业角色和背景的基础。他拥有神经语言编程（Neuro-Linguistic Programming，NLP）高级执行师执照，同时是经验丰富的管理培训师、商业顾问、演说家和作家。他为众多客户提供沟通和影响力方面的培训，客户范围包括蓝筹机构、本地教育机构、公共和私人休闲服务商、运动员、妇女、政治家、演员和医疗保健专业人员。他在英国和欧洲大陆教授本科和研究生课程，也为许多人提供帮助，帮他们缔造个人的和/或职业上的变化。

参考文献

第一章 大脑是指挥官

Gulyás, A. , Bíró, J. J. , K rösi, A. , Rétvári, G. , & Krioukov, D. (2015). Navigable networks as Nash equilibria of navigation games. Nature Communications Nat Comms, 6, 7651.

History of Neuroscience. (n. d.). Retrieved March 04, 2016, from https: / faculty washington. edu/chudler/hist. html

第二章 为运动而生

Johnson, N. F. , Gold, B. T. , Bailey, A. L. , Clasey, J. L. , Hakun, J. G. , White, M. , ... Powell, D. K. (2015). Cardiorespiratory fitness modifies the relationship between myocardial function and cerebral blood flow in older adults. NeuroImage.

Spartano, N. L. , Himali, J. J. , Beiser, A. S. , Lewis, G. D. , Decarli, C. , Vasan, R. S. , & Seshadri, S. (2016). Midlife exercise blood pressure, heart rate, and fitness relate to brain volume 2 decades later. Neurology.

Presented at the American Heart Association Meeting in Baltimore Maryland U. S. A. , March 4th 2015 by Nicole Spartano, Ph. D. , postdoctoral fellow, Boston University School of Medicine, Boston; Joseph Masdeu, M. D. , director, Nantz National Alzheimer Center, and neuroimaging, Houston Methodist Neurological Institute, Houston.

Dr. Ode and Jennifer Flynn at the American College of Sports Medicine's 57th annual meeting.

enrolled in the Avon Longitudinal Study of Parents and Children (ALSPAC).

Danbert, S. J. , Pivarnik, J. M. , McNeil, R. N. , & Washington, I. J. (2014). Academic success and retention: the role of recreational sports fitness facilities. Recreational Sports Journal, 38 (1), 14-22.

Gunhild Waldemar, MD, Congress of the European Academy of Neurology (EAN). Abstract O3105. Presented June 22, 2015.

Cormie, P. , Nowak, A. K. , Chambers, S. K. , Galvão, D. A. , & Newton, R. U. (2015). The Potential Role of Exercise in Neuro-Oncology. Front. Oncol. Frontiers in Oncology, 5.

Jones, L. W. , Mourtzakis, M. , Peters, K. B. , Friedman, A. H. , West, M. J. , Mabe, S. K. , ... Reardon, D. A. (2010). Changes in Functional Performance Measures in Adults Undergoing Chemoradiation for Primary Malignant Glioma: A Feasibility Study. The Oncologist, 15 (6), 636-647.

Cramp, F. , & Daniel, J. (2008). Exercise for the management of cancer related fatigue in adults. Cochrane Database of Systematic Reviews.

Cormie, P. , Galvão, D. A. , Spry, N. , Joseph, D. , Chee, R. , Taaffe, D. R. , ... Newton, R. U. (2014). Can supervised exercise prevent treatment toxicity in patients with prostate cancer initiating androgen-deprivation therapy: A randomised controlled trial. BJU International BJU Int, 115 (2), 256-266.

Flann, K. L. , Lastayo, P. C. , Mcclain, D. A. , Hazel, M. , & Lindstedt, S. L. (2011). Muscle damage and muscle remodeling: No pain, no gain? Journal of Experimental Biology, 214 (4), 674-679.

Schmitt, A. , Upadhyay, N. , Martin, J. A. , Rojas, S. , Strüder, H. K. , &Boecker, H. (2019). Modulation of Distinct Intrinsic Resting State Brain Networks by Acute Exercise Bouts of Differing Intensity. *Brain Plasticity*, (Preprint), 1-17.

Crust, L. (2008). A Review and Conceptual Re-Examination of Mental Toughness: Implications for Future Researchers. Personality and Individual Differences, 45, 576-583.

Gucciardi, D. F. (2012). Measuring mental toughness in sport: a psychometric examination of the Psychological Performance Inventory-A and its predecessor. Journal of personality assessment, 94 (4), 393-403.

Gerber, M., Kalak, N., Lemola, S., Clough, P. J., Perry, J. L., Pühse, U., ··· & Brand, S. (2013). Are adolescents with high mental toughness levels more resilient against stress? . Stress and Health, 29 (2), 164-171.

Austin, E. J., Gibson, G. J., Deary, I. J., McGregor, M. J., & Dent, J. B. (1998). Individual response spread in self-report scales: personality correlations and consequences. Personality and Individual Differences, 24, 421-438.

Fan, X., Miller, B. C., Park, K., Winward, B. W., Christensen, M., Grotevant, H. D., et al. (2006). An exploratory study about inaccuracy and invalidity in adolescent self-report surveys. Field Methods, 18, 223-244

Kormos, C., & Gifford, R. (2014). The validity of self-report measures of proenvironmental behavior: A meta-analytic review. Journal of Environmental Psychology, 40, 359-371.

Krumpal, I. (2013). Determinants of social desirability bias in sensitive surveys: a literature review. *Quality & Quantity*, 47 (4), 2025-2047.

Robinson, J. P., Shaver, P. R., & Wrightsman, L. S. (Eds.). (2013). Measures of Personality and Social Psychological Attitudes: Measures of Social Psychological Attitudes (Vol. 1). Academic Press.

Owusu-Sekyere, F., & Gervis, M. (2016). In the pursuit of Mental Toughness: Is Creating Mentally Tough Players a Disguise for Emotional Abuse? . International Journal of Coaching Science, 10 (1).

Caddick, N., & Ryall, E. (2012). The social construction of 'mental toughness' -A fascistoid ideology? . *Journal of the Philosophy of Sport*, 39 (1), 137-154.

Stamatis, Andreas; Robinson, Eric L.; and Morgan, Grant B. (2017) "Mental Toughness in Strength and Conditioning Training: Is it really necessary?

Perspectives of elite NCAA Strength and Conditioning coaches," International Journal of Exercise Science: Conference Proceedings: Vol. 2: Iss. 9, Article 56.

Jones, G. , Hanton, S. , & Connaughton, D. (2007). A framework of mental toughness in the world's best performers. The Sport Psychologist, 21, 243-264.

Gucciardi, D. F. , & Hanton, S. (2016). Critical reflections and future considerations. Routledge international handbook of sport psychology, 439.

Credé, M. , Tynan, M. C. , & Harms, P. D. (2016). Much Ado About Grit: A Meta-Analytic Synthesis of the Grit Literature.

Aldeman, C. (2017). Much Ado About Grit? Interview with a Leading Psych Researcher — Education Next. Education Next. Retrieved 2 May 2017, from http://educationnext. org/much-ado-about-grit-interview-with-a-leading-psych-researcher/

Brand, S. , Gerber, M. , Kalak, N. , Kirov, R. , Lemola, S. , Clough, P. J. , Pühse, U. & Holsboer-Trachsler, E. (2014). "Sleep well, our tough heroes!" — In adolescence, greater mental toughness is related to better sleep schedules. Behavioral sleep medicine, 12 (6), 444-454.

Brand, S. , Kalak, N. , Gerber, M. , Clough, P. J. , Lemola, S. , Pühse, U. , & Holsboer-Trachsler, E. (2016). During early and mid-adolescence, greater mental toughness is related to increased sleep quality and quality of life. Journal of health psychology, 21 (6), 905-915.

Wickens, C. D. , Hollands, J. G. , Banbury, S. , & Parasuraman, R. (2015). Engineering psychology & human performance. Psychology Press.

Driskell, J. E. , & Salas, E. (Eds.). (2013). Stress and human performance. Psychology Press.

Grossman, Frances Kaplan Ed, Alexandra B. Cook, Selin S. Kepkep, and Karestan C. Koenen. With the phoenix rising: Lessons from ten resilient women who overcame the trauma of childhood sexual abuse. Jossey-Bass, 1999.

Gilbert, D. T. , Pinel, E. C. , Wilson, T. D. , Blumberg, S. J. , & Wheatley, T. P. (1998). Immune neglect: a source of durability bias in affective forecasting. Journal of personality and social psychology, 75 (3), 617.

Bonanno, G. A. (2004). Loss, trauma, and human resilience: have we underestimated the human capacity to thrive after extremely aversive events? . American psychologist, 59 (1), 20.

Bonanno, G. A. (2005). Resilience in the face of potential trauma. Current directions in psychological science, 14 (3), 135-138.

Agaibi, C. E., & Wilson, J. P. (2005). Trauma, PTSD, and resilience a review of the literature. Trauma, Violence, & Abuse, 6 (3), 195-216.

Vythilingam, M., Nelson, E. E., Scaramozza, M., Waldeck, T., Hazlett, G., Southwick, S. M., Pine, D., Drevets, W., Charney, D., & Ernst, M. (2009). Reward circuitry in resilience to severe trauma: an fMRI investigation of resilient special forces soldiers. Psychiatry Research: Neuroimaging, 172 (1), 75-77.

Southwick, S. M., Sippel, L., Krystal, J., Charney, D., Mayes, L., & Pietrzak, R. (2016). Why are some individuals more resilient than others: the role of social support. World Psychiatry, 15 (1), 77-79.

Karatsoreos, I. N., & McEwen, B. S. (2011). Psychobiological allostasis: resistance, resilience and vulnerability. Trends in cognitive sciences, 15 (12), 576-584.

King, L. A., King, D. W., Fairbank, J. A., Keane, T. M., & Adams, G. A. (1998). Resilience-recovery factors in post-traumatic stress disorder among female and male Vietnam veterans: Hardiness, postwar social support, and additional stressful life events. Journal of personality and social psychology, 74 (2), 420.

Sinha, R., Lacadie, C. M., Constable, R. T., & Seo, D. (2016). Dynamic neural activity during stress signals resilient coping. Proceedings of the National Academy of Sciences, 113 (31), 8837-8842.

Delgado, M. R., Beer, J. S., Fellows, L. K., Huettel, S. A., Platt, M. L., Quirk, G. J., & Schiller, D. (2016). Viewpoints: Dialogues on the functional role of the ventromedial prefrontal cortex. Nature Neuroscience, 19 (12), 1545-1552.

Horn, S. R., Charney, D. S., & Feder, A. (2016). Understanding resilience: New approaches for preventing and treating PTSD. Experimental Neurology, 284, 119-132.

Daskalakis, N. P. , Cohen, H. , Nievergelt, C. M. , Baker, D. G. , Buxbaum, J. D. , Russo, S. J. , & Yehuda, R. (2016). New translational perspectives for blood-based biomarkers of PTSD: From glucocorticoid to immune mediators of stress susceptibility. Experimental Neurology, 284, 133-140.

Danese, A. , & Lewis, S. J. (2016). Psychoneuroimmunology of Early-Life Stress: The Hidden Wounds of Childhood Trauma? . Neuropsychopharmacology.

Gidron, Y. , & Farchi, M. (2016). Effects of a neuroscientifically-based intervention on acute stress and PTSD: report of four studies. The European Journal of Public Health, 26 (suppl 1), ckw173-046.

Radak, Z. , Chung, H. Y. , Koltai, E. , Taylor, A. W. , & Goto, S. (2008). Exercise, oxidative stress and hormesis. Ageing research reviews, 7 (1), 34-42.

Peake, J. M. , Markworth, J. F. , Nosaka, K. , Raastad, T. , Wadley, G. D. , & Coffey, V. G. (2015). Modulating exercise-induced hormesis: does less equal more? . Journal of Applied Physiology, 119 (3), 172-189.

Radak, Z. (2014). Exercise and Hormesis: Shaping the Dose-Response Curve. In Hormesis in Health and Disease (pp. 35-42). CRC Press.

Koyama, K. (2014). Exercise-induced oxidative stress: A tool for "hormesis" and "adaptive response" . The Journal of Physical Fitness and Sports Medicine, 3 (1), 115-120.

Durand, M. J. , & Gutterman, D. D. (2014). Exercise and vascular function: how much is too much? 1. Canadian journal of physiology and pharmacology, 92 (7), 551-557.

Gomez-Pinilla, F. (2008). The influences of diet and exercise on mental health through hormesis. Ageing research reviews, 7 (1), 49-62.

Chisholm DM, Collis ML, Kulak LL, Davenport W, Gruber N. (1975). Physical activity readiness. British Columbia Medical Journal 17: 375-378.

Chisholm DM, Collis ML, Kulak LL, Davenport W, Gruber N, et al. (1978). PAR-Q Validation report: the evaluation of a self-administered preexercise screening questionnaire for adults, Ministry of Health, Vancouver.

Gupt, A. M. , Kumar, M. , Sharma, R. K. , Misra, R. , & Gupt, A. (2015). Effect of Moderate Aerobic Exercise Training on Autonomic Functions and its Correlation with the Antioxidant Status. Indian J Physiol Pharmacol, 59 (2), 162-169.

Goldsmith RL, Bloomfield DM, Rosenwinkel ET. (2009). Exercise and autonomic function. Coronary Artery Dis; 11 (2): 129-135.

Brand, S. , Gerber, M. , Kalak, N. , Kirov, R. , Lemola, S. , Clough, P. J. , Pühse, U. & Holsboer-Trachsler, E. (2014). "Sleep well, our tough heroes!" — In adolescence, greater mental toughness is related to better sleep schedules. Behavioral sleep medicine, 12 (6), 444-454.

Brand, S. , Kalak, N. , Gerber, M. , Clough, P. J. , Lemola, S. , Pühse, U. , & Holsboer-Trachsler, E. (2016). During early and mid-adolescence, greater mental toughness is related to increased sleep quality and quality of life. Journal of health psychology, 21 (6), 905-915.

Wickens, C. D. , Hollands, J. G. , Banbury, S. , & Parasuraman, R. (2015). Engineering psychology & human performance. Psychology Press.

Driskell, J. E. , & Salas, E. (Eds.). (2013). Stress and human performance. Psychology Press.

Grossman, Frances Kaplan Ed, Alexandra B. Cook, Selin S. Kepkep, and Karestan C. Koenen. With the phoenix rising: Lessons from ten resilient women who overcame the trauma of childhood sexual abuse. Jossey-Bass, 1999.

Gilbert, D. T. , Pinel, E. C. , Wilson, T. D. , Blumberg, S. J. , & Wheatley, T. P. (1998). Immune neglect: a source of durability bias in affective forecasting. Journal of personality and social psychology, 75 (3), 617.

Bonanno, G. A. (2004). Loss, trauma, and human resilience: have we underestimated the human capacity to thrive after extremely aversive events? . American psychologist, 59 (1), 20.

Bonanno, G. A. (2005). Resilience in the face of potential trauma. Current directions in psychological science, 14 (3), 135-138.

Agaibi, C. E. , & Wilson, J. P. (2005). Trauma, PTSD, and resilience a review of the literature. Trauma, Violence, & Abuse, 6 (3), 195-216.

Vythilingam, M. , Nelson, E. E. , Scaramozza, M. , Waldeck, T. , Hazlett, G. , Southwick, S. M. , Pine, D. , Drevets, W. , Charney, D. , & Ernst, M. (2009). Reward circuitry in resilience to severe trauma: an fMRI investigation of resilient special forces soldiers. Psychiatry Research: Neuroimaging, 172 (1), 75-77.

Southwick, S. M. , Sippel, L. , Krystal, J. , Charney, D. , Mayes, L. , & Pietrzak, R. (2016). Why are some individuals more resilient than others: the role of social support. World Psychiatry, 15 (1), 77-79.

Karatsoreos, I. N. , & McEwen, B. S. (2011). Psychobiological allostasis: resistance, resilience and vulnerability. Trends in cognitive sciences, 15 (12), 576-584.

King, L. A. , King, D. W. , Fairbank, J. A. , Keane, T. M. , & Adams, G. A. (1998). Resilience-recovery factors in post-traumatic stress disorder among female and male Vietnam veterans: Hardiness, postwar social support, and additional stressful life events. Journal of personality and social psychology, 74 (2), 420.

Sinha, R. , Lacadie, C. M. , Constable, R. T. , & Seo, D. (2016). Dynamic neural activity during stress signals resilient coping. Proceedings of the National Academy of Sciences, 113 (31), 8837-8842.

Delgado, M. R. , Beer, J. S. , Fellows, L. K. , Huettel, S. A. , Platt, M. L. , Quirk, G. J. , & Schiller, D. (2016). Viewpoints: Dialogues on the functional role of the ventromedial prefrontal cortex. Nature Neuroscience, 19 (12), 1545-1552.

Horn, S. R. , Charney, D. S. , & Feder, A. (2016). Understanding resilience: New approaches for preventing and treating PTSD. Experimental Neurology, 284, 119-132.

Daskalakis, N. P. , Cohen, H. , Nievergelt, C. M. , Baker, D. G. , Buxbaum, J. D. , Russo, S. J. , & Yehuda, R. (2016). New translational perspectives for blood-based biomarkers of PTSD: From glucocorticoid to immune mediators of stress susceptibility. Experimental Neurology, 284, 133-140.

Danese, A. , & Lewis, S. J. (2016). Psychoneuroimmunology of Early-Life Stress: The Hidden Wounds of Childhood Trauma? . Neuropsychopharmacology.

Gidron, Y. , & Farchi, M. (2016). Effects of a neuroscientifically-based intervention on acute stress and PTSD: report of four studies. The European Journal of Public Health, 26 (suppl 1), ckw173-046.

Radak, Z. , Chung, H. Y. , Koltai, E. , Taylor, A. W. , & Goto, S. (2008). Exercise, oxidative stress and hormesis. Ageing research reviews, 7 (1), 34-42.

Peake, J. M. , Markworth, J. F. , Nosaka, K. , Raastad, T. , Wadley, G. D. , & Coffey, V. G. (2015). Modulating exercise-induced hormesis: does less equal more? . Journal of Applied Physiology, 119 (3), 172-189.

Radak, Z. (2014). Exercise and Hormesis: Shaping the Dose-Response Curve. In Hormesis in Health and Disease (pp. 35-42). CRC Press.

Koyama, K. (2014). Exercise-induced oxidative stress: A tool for "hormesis" and "adaptive response". The Journal of Physical Fitness and Sports Medicine, 3 (1), 115-120.

Durand, M. J. , & Gutterman, D. D. (2014). Exercise and vascular function: how much is too much? 1. Canadian journal of physiology and pharmacology, 92 (7), 551-557.

Gomez-Pinilla, F. (2008). The influences of diet and exercise on mental health through hormesis. Ageing research reviews, 7 (1), 49-62.

第三章　休息比你以为的更重要

Iliff, J. J. , Wang, M. , Liao, Y. , Plogg, B. A. , Peng, W. , Gundersen, G. A. , ... & Nagelhus, E. A. (2012). A paravascular pathway facilitates CSF flow through the brain parenchyma and the clearance of interstitial solutes, including amyloid -. Science translational medicine, 4 (147), 147ra111-147ra111.

Trumpff, C. , Marsland, A. L. , Basualto-Alarcón, C. , Martin, J. L. , Carroll, J. E. , Sturm, G. , ... & Picard, M. (2019). Acute psychological stress increases serum circulating cell-free mitochondrial DNA. *Psychoneuroendocrinology*, 106, 268-276.

Picard, M. , Trumpff, C. , & Burelle, Y. (2019). Mitochondrial psychobiology: foundations and applications. *Current Opinion in Behavioral Sciences*, 28, 142-151.

Foundation, N. S. 2013 Bedroon Poll Summary of Findings. Retrieved from http://sleepfoundation. org/sites/default/files/RPT495a. pdf

Vgontzas, A. N. , Liao, D. , Pejovic, S. , Calhoun, S. , Karataraki, M. , Basta, M. , . . . & Bixler, E. O. (2010). Insomnia with short sleep duration and mortality: the Penn State cohort. Sleep, 33 (9), 1159-1164.

Goldstein-Piekarski, A. N. , Greer, S. M. , Saletin, J. M. , & Walker, M. P. (2015). Sleep Deprivation Impairs the Human Central and Peripheral Nervous System Discrimination of Social Threat. The Journal of Neuroscience, 35 (28), 10135-10145.

Walker, M. P. , Brakefield, T. , Hobson, J. A. , & Stickgold, R. (2003). Dissociable stages of human memory consolidation and reconsolidation. Nature, 425 (6958), 616-620.

Yoo, S. S. , Gujar, N. , Hu, P. , Jolesz, F. A. , & Walker, M. P. (2007). The human emotional brain without sleep—a prefrontal amygdala disconnect. Current Biology, 17 (20), R877-R878.

Lockley, S. W. , Barger, L. K. , Ayas, N. T. , Rothschild, J. M. , Czeisler, C. A. , & Landrigan, C. P. (2007). Effects of health care provider work hours and sleep deprivation on safety and performance. The Joint Commission Journal on Quality and Patient Safety, 33 (Supplement 1), 7-18.

Van Dierendonck, D. , & Te Nijenhuis, J. (2005). Flotation restricted environmental stimulation therapy (REST) as a stress-management tool: A meta-analysis. *Psychology & Health*, 20 (3), 405-412

Insufficient Sleep Is a Public Health Problem. (2015). Retrieved March 04, 2016, from http: //www. cdc. gov/features/dssleep/

Better sleep. (n. d.). Retrieved March 04, 2016, from http: //www. nhs. uk/LiveWell/sleep/Pages/sleep-home. aspx

Riedner B. A. , Bellesi M. , Hulse B. K. , Santostasi G. , Ferrarelli F. , Cirelli C. , and Tononi G. （2013）Enhancing slow waves using acoustic stimuli. Sleep 36, A41.

Tononi G. , Riedner B. A. , Hulse B. K. , Ferrarelli F. , and Sarasso S. （2010）Enhancing sleep slow waves with natural stimuli. MedicaMundi 54, 73-79.

Ngo H. V. , Claussen J. C. , Born J. , and Molle M. （2013）Induction of slow oscillations by rhythmic acoustic stimulation. J. Sleep Res. 22, 22-31.

Ngo H. V. , Martinetz T. , Born J. , and Molle M. （2013）Auditory closed-loop stimulation of the sleep slow oscillation enhances memory. Neuron 78, 545-553

Daley, M. , Morin, C. M. , LeBlanc, M. , Gregoire, J. P. , & Savard, J. （2009）. The economic burden of insomnia: direct and indirect costs for individuals with insomnia syndrome, insomnia symptoms, and good sleepers. Sleep, 32 （1）, 55-64.

Léger, D. , Guilleminault, C. , Bader, G. , Lévy, E. , & Paillard, M. （2002）. Medical and socio-professional impact of insomnia. Sleep, 25 （6）, 625-629.

Cai, D. J. , Mednick, S. A. , Harrison, E. M. , Kanady, J. C. , & Mednick, S. C. （2009）. REM, not incubation, improves creativity by priming associative networks. Proceedings of the National Academy of Sciences, 106 （25）, 10130-10134.

Ariga, A. , & Lleras, A. （2011）. Brief and rare mental "breaks" keep you focused: Deactivation and reactivation of task goals preempt vigilance decrements. Cognition, 118 （3）, 439-443.

Dijksterhuis, A. , Bos, M. W. , Nordgren, L. F. , & Van Baaren, R. B. （2006）. On making the right choice: The deliberation-without-attention effect. Science, 311 （5763）, 1005-1007.

第四章　贪吃的大脑

Gómez-Pinilla, F. （2008）. Brain foods: The effects of nutrients on brain function. Nature Reviews Neuroscience Nat Rev Neurosci, 9 (7), 568-578.

Geurts, L. , Neyrinck, A. , Delzenne, N. , Knauf, C. , & Cani, P. (2014). Gut microbiota controls adipose tissue expansion, gut barrier and glucose metabolism: Novel insights into molecular targets and interventions using prebiotics. Beneficial Microbes, 5 (1), 3-17.

Chen, X. , D' Souza, R. , & Hong, S. (2013). The role of gut microbiota in the gut-brain axis: Current challenges and perspectives. Protein Cell Protein & Cell, 4 (6), 403-414.

Tillisch, K. , Labus, J. , Kilpatrick, L. , Jiang, Z. , Stains, J. , Ebrat, B. , ... Mayer, E. A. (2013). Consumption of Fermented Milk Product With Probiotic Modulates Brain Activity. Gastroenterology, 144 (7).

Montiel-Castro, A. J. , González-Cervantes, R. M. , Bravo-Ruiseco, G. , & Pacheco-López, G. (2013). The microbiota-gut-brain axis: Neurobehavioral correlates, health and sociality. Frontiers in Integrative Neuroscience Front. Integr. Neurosci. , 7.

Gareau, M. G. , Wine, E. , Rodrigues, D. M. , Cho, J. H. , Whary, M. T. , Philpott, D. J. , ... Sherman, P. M. (2010). Bacterial infection causes stress-induced memory dysfunction in mice. Gut, 60 (3), 307-317.

Wall, R. , Marques, T. M. , O' sullivan, O. , Ross, R. P. , Shanahan, F. , Quigley, E. M. , ... Stanton, C. (2012). Contrasting effects of Bifidobacterium breve NCIMB 702258 and Bifidobacterium breve DPC 6330 on the composition of murine brain fatty acids and gut microbiota. American Journal of Clinical Nutrition, 95 (5), 1278-1287.

Smyth, A. , Dehghan, M. , O' donnell, M. , Anderson, C. , Teo, K. , Gao, P. , ... Yusuf, S. (2015). Healthy eating and reduced risk of cognitive decline: A cohort from 40 countries. Neurology, 84 (22), 2258-2265.

Zeevi, D. , Korem, T. , Zmora, N. , Israeli, D. , Rothschild, D. , Weinberger, A. , ... Segal, E. (2015). Personalized Nutrition by Prediction of Glycemic Responses. Cell, 163 (5), 1079-1094.

David, L. A. , Maurice, C. F. , Carmody, R. N. , Gootenberg, D. B. , Button, J. E. , Wolfe, B. E. , ... & Biddinger, S. B. (2014). Diet rapidly and reproducibly alters the human gut microbiome. Nature, 505 (7484), 559-563.

Cherbuin, N. , Sargent-Cox, K. , Fraser, M. , Sachdev, P. , & Anstey, K. J. (2015). Being overweight is associated with hippocampal atrophy: The PATH Through Life Study. Int J Obes Relat Metab Disord International Journal of Obesity, 39 (10), 1509-1514.

Cassani, R. S. , Fassini, P. , Silvah, J. , Lima, C. M. , & Marchini, J. (2015). Impact of weight loss diet associated with flaxseed on inflammatory markers in men with cardiovascular risk factors: A clinical study. Nutrition Journal Nutr J, 14 (1), 5.

Zick, S. M. , Turgeon, D. K. , Vareed, S. K. , Ruffin, M. T. , Litzinger, A. J. , Wright, B. D. , ... Brenner, D. E. (2011). Phase II Study of the Effects of Ginger Root Extract on Eicosanoids in Colon Mucosa in People at Normal Risk for Colorectal Cancer. Cancer Prevention Research, 4 (11), 1929-1937.

Adan, A. (2012). Cognitive performance and dehydration. Journal of the American College of Nutrition, 31 (2), 71-78.

Valls-Pedret, C. , Sala-Vila, A. , Serra-Mir, M. , Corella, D. , Torre, R. D. , Martínez-González, M. Á, ... Ros, E. (2015). Mediterranean Diet and Age-Related Cognitive Decline. JAMA Internal Medicine JAMA Intern Med, 175 (7), 1094.

Estruch, R. , Ros, E. , Salas-Salvadó, J. , Covas, M. I. , Corella, D. , Arós, F. , ... &Lamuela-Raventos, R. M. (2013). Primary prevention of cardiovascular disease with a Mediterranean diet. New England Journal of Medicine, 368 (14), 1279-1290.

Salas-Salvado, J. , Bullo, M. , Babio, N. , Martinez-Gonzalez, M. A. , Ibarrola-Jurado, N. , Basora, J. , ... Ros, E. (2010). Reduction in the Incidence of Type 2 Diabetes With the Mediterranean Diet: Results of the PREDIMED-Reus nutrition intervention randomized trial. Diabetes Care, 34 (1), 14-19.

Alirezaei, M. , Kemball, C. C. , Flynn, C. T. , Wood, M. R. , Whitton, J. L. , & Kiosses, W. B. (2010). Short-term fasting induces profound neuronal autophagy. Autophagy, 6 (6), 702-710.

Johnson, J. B., Summer, W., Cutler, R. G., Martin, B., Hyun, D., Dixit, V. D., ... Mattson, M. P. (2007). Alternate day calorie restriction improves clinical findings and reduces markers of oxidative stress and inflammation in overweight adults with moderate asthma. Free Radical Biology and Medicine, 42 (5), 665-674.

Lee, J., Duan, W., Long, J. M., Ingram, D. K., & Mattson, M. P. (2000). Dietary Restriction Increases the Number of Newly Generated Neural Cells, and Induces BDNF Expression, in the Dentate Gyrus of Rats. Journal of Molecular Neuroscience JMN, 15 (2), 99-108.

第五章　获取最佳认知功能

Giedd, J. N., Blumenthal, J., Jeffries, N. O., Castellanos, F. X., Liu, H., Zijdenbos, A., ... &

Rapoport, J. L. (1999). Brain development during childhood and adolescence: a longitudinal MRI study. Nature neuroscience, 2 (10), 861-863.

Semendeferi, K., Lu, A., Schenker, N., & Damasio, H. (2002). Humans and great apes share a large frontal cortex. Nat. Neurosci. Nature Neuroscience, 5 (3), 272-276.

Anderson, J. R. (2004). Cognitive psychology and its implications/John R. Anderson. New York: Worth.

Sohlberg, M. M., & Mateer, C. A. (1989). Introduction to cognitive rehabilitation: Theory and practice. New York: Guilford Press.

Knudsen, E. I. (2007). Fundamental Components of Attention. Annu. Rev. Neurosci. Annual Review of Neuroscience, 30 (1), 57-78.

Schumacher, E. H., Lauber, E., Awh, E., Jonides, J., Smith, E. E., &Koeppe, R. A. (1996). PET Evidence for an Amodal Verbal Working Memory System. NeuroImage, 3 (2), 79-88.

Smith, E. E., Jonides, J., & Koeppe, R. A. (1996). Dissociating

Verbal and Spatial Working Memory Using PET. Cerebral Cortex, 6 (1), 11-20.

Miller, E. K. , & Cohen, J. D. (2001). An integrative theory of prefrontal cortex function. Annual review of neuroscience, 24 (1), 167-202.

Chavajay, P. , & Rogoff, B. (1999). Cultural variation in management of attention by children and their caregivers. Developmental Psychology, 35 (4), 1079-1090.

Jin, X. , Tecuapetla, F. , & Costa, R. M. (2014). Basal ganglia subcircuits distinctively encode the parsing and concatenation of action sequences *Nature neuroscience*, 17 (3), 423-430.

Jin, X. , & Costa, R. M. (2015). Shaping action sequences in basal ganglia circuits. *Current opinion in neurobiology*, 33, 188-196.

Tulving, E. , Schacter, D. L. , & Stark, H. A. (1982). Priming effects in wordfragment completion are independent of recognition memory. Journal of Experimental Psychology: Learning, Memory, and Cognition, 8 (4), 336-342

Frith, C. D. (2007). Making up the mind: How the brain creates our mental world. Malden, MA: Blackwell Pub.

Whalen, P. J. , Rauch, S. L. , Etcoff, N. L. , McInerney, S. C. , Lee, M. B. , & Jenike, M. A. (1998). Masked presentations of emotional facial expressions modulate amygdala activity without explicit knowledge. The Journal of neuroscience, 18 (1), 411-418.

Chen, S. , Cai, D. , Pearce, K. , Sun, P. Y. , Roberts, A. C. , & Glanzman, D. L. (2014). Reinstatement of long-term memory following erasure of its behavioral and synaptic expression in Aplysia. ELife, 3.

Loh, K. K. , & Kanai, R. (2014). Higher Media Multi-Tasking Activity Is Associated with Smaller Gray-Matter Density in the Anterior Cingulate Cortex. PLoS ONE, 9 (9).

Wang, G. J. , Volkow, N. D. , Roque, C. T. , Cestaro, V. L. , Hitzemann, R. J. , Cantos, E. L. , ...Dhawan, A. P. (1993). Functional importance of ventricular enlargement and cortical atrophy in healthy subjects and alcoholics as assessed with PET, MR imaging, and neuropsychologic testing. Radiology, 186 (1), 59-65.

Mueller, P. A. , & Oppenheimer, D. M. (2014). The Pen Is Mightier Than the Keyboard: Advantages of Longhand Over Laptop Note Taking. Psychological Science, 25 (6), 1159-1168.

第六章　低情商、　高情商

Cornelius, R. R. (1996). The science of emotion: Research and tradition in the psychology of emotions. Prentice-Hall, Inc.

Chow, S. , Ram, N. , Boker, S. M. , Fujita, F. , & Clore, G. (2005). Emotion as a Thermostat: Representing Emotion Regulation Using a Damped Oscillator Model. Emotion, 5 (2), 208-225.

Hockenbury, D. H. , & Hockenbury, S. E. (2010). Discovering psychology. Macmillan.

zard, C. E. (2009). Emotion theory and research: Highlights, unanswered questions, and emerging

issues. Annual review of psychology, 60, 1. zard, C. E. (2013). Human emotions. Springer Science & Business Media.

Darwin, C. , Ekman, P. , & Prodger, P. (1998). The expression of the emotions in man and animals. Oxford University Press, USA.

Schore, A. N. (2015). Affect regulation and the origin of the self: The neurobiology of emotional development. Routledge.

Barrett, L. F. , Mesquita, B. , Ochsner, K. N. , & Gross, J. J. (2007). The experience of emotion. Annual review of psychology, 58, 373.

Bailenson, J. N. , Pontikakis, E. D. , Mauss, I. B. , Gross, J. J. , Jabon, M. E. , Hutcherson, C. A. , ... & John, O. (2008). Real-time classification of evoked emotions using facial feature tracking and physiological responses. International journal of human-computer studies, 66 (5), 303-317.

Crivelli, C. , Russell, J. A. , Jarillo, S. , & Fernández-Dols, J. M. (2016). The fear gasping face as a threat display in a Melanesian society. *Proceedings of the National Academy of Sciences*, 113 (44), 12403-12407.

Kandel, E. R. , Schwartz, J. H. , & Jessell, T. M. (Eds.). (2000). Principles of neural science (Vol. 4, pp. 1227-1246). New York: McGraw-hill.

Nummenmaa, L. , Glerean, E. , Hari, R. , & Hietanen, J. K. (2014). Bodily maps of emotions. Proceedings of the National Academy of Sciences, 111 (2), 646-651.

Strack, F. , Pauli, P. , & Weyers, P. (2016). Emotion and Behavior. Frontiers in Psychology, 7, 313.

Dolan, R. J. (2002). Emotion, cognition, and behavior. science, 298 (5596), 1191-1194.

Trampe, D. , Quoidbach, J. , & Taquet, M. (2015). Emotions in Everyday Life PLOS ONE PLoS ONE, 10 (12).

Higgs, M. , Dulewicz, V. (1999). Making sense of emotional intelligence. NFER-NELSON Publishing. Berkshire.

Hill, C. L. , & Updegraff, J. A. (2012). Mindfulness and its relationship to emotional regulation. Emotion, 12 (1), 81.

Tang, Y. Y. , Hölzel, B. K. , & Posner, M. I. (2015). The neuroscience of mindfulness meditation. Nature Reviews Neuroscience, 16 (4), 213-225.

Khalsa, S. S. , Rudrauf, D. , Davidson, R. J. , & Tranel, D. (2015). The effect of meditation on regulation of internal body states. Frontiers in Psychology.

Kox, M. , Stoffels, M. , Smeekens, S. P. , van Alfen, N. , Gomes, M. , Eijsvogels, T. M. , ... & Pickkers, P. (2012). The influence of concentration/meditationon autonomic nervous system activity and the innate immune response: a case study. Psychosomatic medicine, 74 (5), 489-494.

Ranganathan, V. K. , Siemionow, V. , Liu, J. Z. , Sahgal, V. , & Yue, G. H. (2004). From mental power to muscle power—gaining strength by using the mind. Neuropsychologia, 42 (7), 944-956.

Rüesch, P. , Graf, J. , Meyer, P. C. , Rössler, W. , & Hell, D. (2004). Occupation, social support and quality of life in persons with schizophrenic or affective disorders. Social psychiatry and psychiatric epidemiology, 39

(9), 686-694.

第七章 我们是社会动物

Lieberman, M. D. (2013). Social: Why our brains are wired to connect. Oxford: Oxford univ. press.

Shultz, S., & Dunbar, R. (2010). Encephalization is not a universal macroevolutionary phenomenon in mammals but is associated with sociality. Proceedings of the National Academy of Sciences, 107 (50), 21582-21586.

Dunbar, R. I., Marriott, A., & Duncan, N. D. (1997). Human conversational behavior. Human Nature, 8 (3), 231-246.

Gao, W., Zhu, H., Giovanello, K. S., Smith, J. K., Shen, D., Gilmore, J. H., & Lin, W. (2009). Evidence on the emergence of the brain's default network from 2-week-old to 2-year-old healthy pediatric subjects. Proceedings of the National Academy of Sciences, 106 (16), 6790-6795.

Frank, J. D., & Frank, J. B. (1993). Persuasion and healing: A comparative study of psychotherapy. JHU Press.

Cozolino, L. J. (2010). The neuroscience of psychotherapy: Healing the social brain. New York: W. W. Norton & Co.

Cozolino, L. J. (2010). The neuroscience of psychotherapy: Healing the social brain. New York: W. W. Norton & Co.

Gallese, V., Fadiga, L., Fogassi, L., & Rizzolatti, G. (1996). Action recognition in the premotor cortex. Brain, 119 (2), 593-609.

Williams, K. D., Cheung, C. K., & Choi, W. (2000). Cyberostracism: Effects of being ignored over the Internet. Journal of Personality and Social Psychology, 79 (5), 748-762.

Bowlby, J. (1982). Attachment and loss. New York: Basic Books.

Harlow, H. F. (1958). The nature of love. American Psychologist, 13, 673-685.

Hanson, J., L., Chung, M., K., Avants, B., B., Shirtcliff, E.,

A. , Gee, J. C. , Davidson, R. , J. , & Pollak, S. D. （2010）. Early stress is associated with alterations in the orbitofrontal cortex: A tensobased morphometry investigation of brain structure and behavioral risk. Journal of Neuroscience, 30 （22）, 7466-7472.

House, J. S. , Landis, K. R. , & Umberson, D. （1988）. Social relationships and health. Science, 241 （4865）, 540-545.

Mani, A. , Mullainathan, S. , Shafir, E. , & Zhao, J. （2013）. Poverty impedes cognitive function. Science, 341, 976-980.

Racz, S. J. , McMahon, R. J. , & Luthar, S. S. （2011）. Risky behavior in affluent youth: Examining the co-occurrence and consequences of multiple problem behaviors. Journal of Child and Family Studies, 20, 120-128.

Zhu, Y. , Zhang, L. , Fan, J. , & Han, S. （2007）. Neural basis of cultural influence on self-representation. Neuroimage. 2007 Feb 1; 34 （3）: 1310-6.

Talarovicova, A. , Krskova, L. , & Kiss, A. （2007）. Some assessments of the amygdala role in suprahypothalamic neuroendocrine regulation: a minireview. Endocrine regulations, 41 （4）, 155-162.

Duhachek, A. , Zhang, S. , & Krishnan, S. （2007）. Anticipated group interaction: Coping with valence asymmetries in attitude shift. Journal of Consumer Research, 34 （3）, 395-405.

Fredrickson, B. L. , & Losada, M. F. （2005）. Positive Affect and the Complex Dynamics of Human Flourishing. American Psychologist, 60 （7）, 678-686.

Benedetti, F. , Durando, J. , & Vighetti, S. （2014）. Nocebo and placebo modulation of hypobaric hypoxia headache involves the cyclooxygenaseprostaglandins pathway. Pain, 155 （5）, 921-928.

Porges, S. W. （2011）. The polyvagal theory: Neurophysiological foundations of emotions, attachment, communication, and self-regulation. New York: W. W. Norton.

Retrieved from http: //files. nicabm. com/Trauma2012/Porges/NICABM-Porges-2012. pdf

Mehl, M. R. , Vazire, S. , Holleran, S. E. , & Clark, C. S. (2010). Eavesdropping on Happiness: Well-Being Is Related to Having Less Small Talk and More Substantive Conversations. Psychological Science, 21 (4), 539-541.

Langar, E. , Blank, A. , & Chanowitz, B. (1978). The mindlessness of ostensibly thoughtful action: The role of "placebic" information in interpersonal interaction. Journal of Personality and Social Psychology, 36, 635-642.

致　　谢

成就不可能靠个人实现，因此我想对下面这些人表示感谢。

感谢丹尼尔·费比恩（Daniel Fabian）、朱利安·萨阿德（Julian Saad）、凯特琳·马龙（Caitlin Malone）所付出的努力和精力，感谢你们的青春激情，感谢你们对大脑和科学的热爱；

感谢安托瓦内特·明尼蒂（Antoinette Minniti）博士对我的爱和支持，感谢她敏锐地找到了科学与叙事相结合的点；

感谢大卫·科普尔（David Coppel）博士团队的支持和他们的专业精神，感谢我们对大脑有着共同的兴趣；

感谢金·毕森尼特（Kim Bissonnette）的专业精神、职业操守和分享碰撞；

感谢一直支持我的家人和朋友；也对所有体育和军事领域中那些乐于了解大脑的人们表示感谢。

约翰

我要感谢阿兰·巴纳德的批评指正和他发人深省的见解。感谢梅里（Mairi）无尽的支持。感谢马修（Matthew），关于出版人你能想到的一切他都具备——大胆、创造力、爱心、协作精神。

克里斯